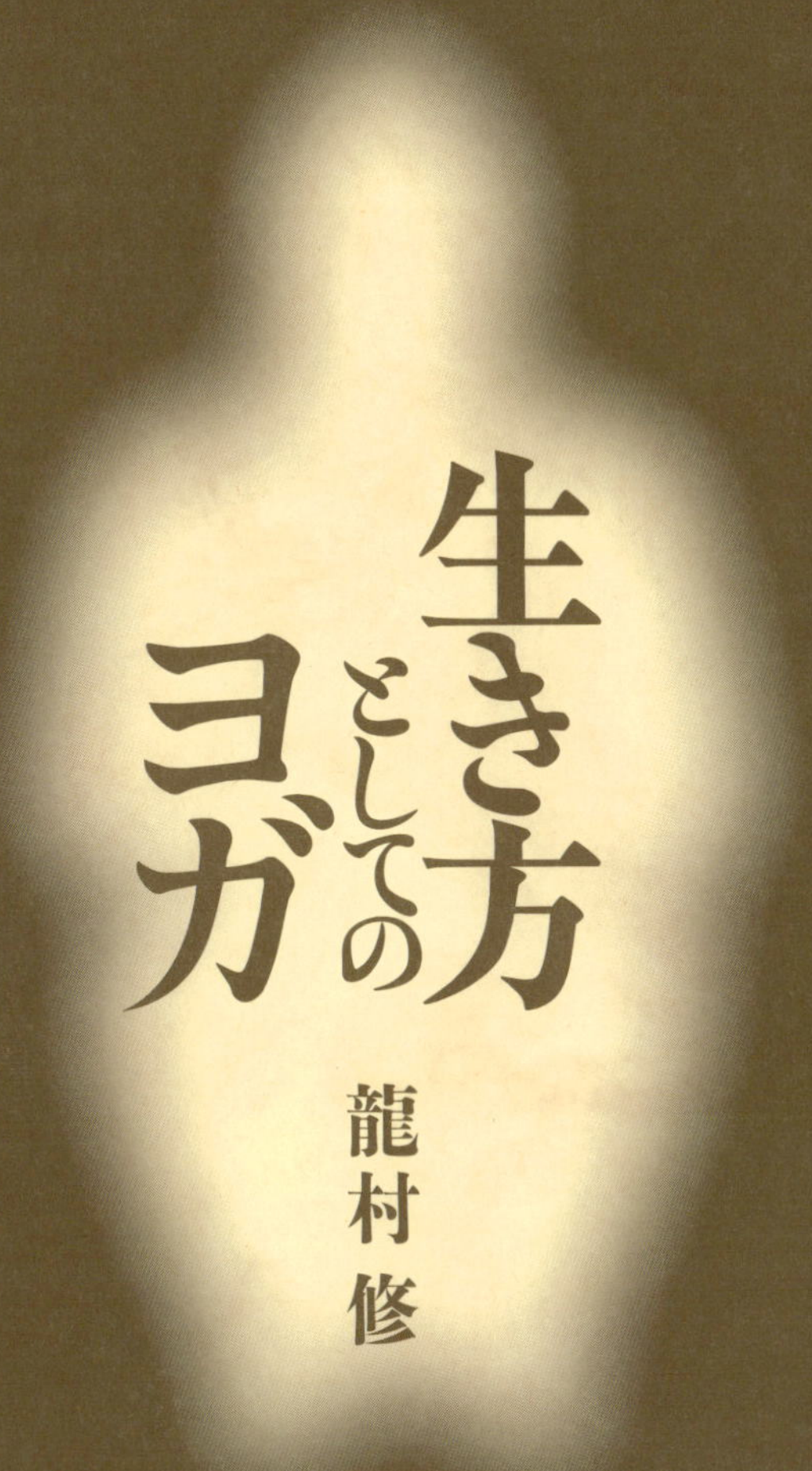

生き方としてのヨガ

龍村修

人文書院

◆目次◆

第一章　ホリスティック医療とヨガ

第二章　洗心と冥想の生活

第四章　丹田力と仏性力

第五章　自分らしく生きる

生き方としてのヨガ

装幀＝上野かおる

第一章　ホリスティック医療とヨガ

1　ホリスティック医療

「成人病」から「生活習慣病」へ

「生活習慣病」という言葉を皆さんもご存じでしょう。長い間、慢性病をあらわすのに「成人病」という言葉が使われていました。しかし、糖尿病や高血圧、高脂血症、通風など、食生活を中心とした生活習慣に起因する疾患が慢性病の大半を占めるようになり、生活習慣を見直すことを念頭に、一九九七年に厚生省が「成人病」に代わって使うことを提唱したのが「生活習慣病」という呼称なのです。

長年、慢性病は生活習慣の問題である、ということを訴えながら、ヨガや東洋の医学、伝統医学にかかわってきた者にすれば遅すぎるくらいの対応です。しかし、現代の医療の欠点のために苦しんでいる人たちにとっては希望のもてるとらえ方ですし、また健康問題を正しくつかむためにはよい兆候と言えるでしょう。

私は沖正弘師の始めたヨガ（簡単に「沖ヨガ」と呼びます）に昭和四十年代に出会い、以来ずっと学んできましたが、沖ヨガでは当時すでに慢性病＝生活習慣病＝自己原因病と位置づけていました。そして、慢性病の人には、慢性病は「病気」ではないことを強調し、心を中心として食・息・動など自分自身の生活の問題点に気づき改善すること、生活のヨガ化すなわち心身生活全般の総合的なバランスの回復をはかること、生活を質的に向上させること、こういったことの重要性を、私はヨガの合宿や研修生活などで繰り返し説いてきました。それは、投薬では効果がなかったものが生活改善でよくなっていく例をたくさん見ていたからです。

「生活習慣病」という言葉が使われるようになったのには、もうひとつ理由があります。それは、糖尿病や高血圧、ガン、心臓病といった病気は、昔は中年以降の成人のもので、未成人の罹患率《りかんりつ》はとても低かったのです。ところが今日、それらが子どもにも多く見られるようになり、「子どもの成人病」という矛盾した表現をせざるを得なくなってきました。「成人病」という言葉の響きは、成人になると発病しやすくなるから注意しなさい、といった印象を与えますが、実は成人になったからではなく、むしろ生活上の悪習慣の連続がつくり出す病気である、ということに現代医学界が気づいてきたのでしょう。実際、これらの慢性疾患は、加齢よりも、偏った食事や心身の生活上の悪習慣のほうがずっと原因として大きいのです。

「生活習慣病」という言葉の導入は、現代の医学が未科学の分野（非科学ではない）として積極的な評価をしないで隅のほうへ追いやってきたもの、すなわち伝統的な東洋の医学やヨガ・氣功《きこう》・導《どう》引《いん》等の自己実現の哲学、あるいは民間伝承技術のほうへ一歩近づき、視野を広げてきたことを意味します。こうした視野の拡大は、実は民間レベルではかなりの歴史をもっており、日本が戦後お手本にしてきたアメリカの医学界では、すでに一九七〇年代からこの傾向がはっきりしていました。

私は一九七七年にニューヨークとボストンに約半年間滞在し、ヨガの普及活動をしていましたが、そのころのニューエイジの健康運動や自然医療の民間運動では、すでにこのような視野を広げた見方、未科学分野の再評価が始まっていました。それは、ホリスティック・メディスンやホリスティック・ヒーリング、ホリスティック・ヘルスという言葉で表現されていました。また最近では、その流れの一環としてクオリティ・オブ・ライフ（quality of life）、すなわち生活の質をもっと重視しようという考え方も出てきています。

それではこのホリスティックとはどういう意味なのでしょうか。またその意義はどこにあるのでしょうか。

ホリスティックとは

ホリスティック（holistic）という言葉は、ギリシャ語の holos（全体）を語源としています。ですからホリスティック・メディスンといえば全体的医学（全的医学・包括的医学）であり、ホリスティック・ヘルスは全体的健康、ホリスティック・エデュケーションは全体的教育という意味になります。しかし、医学や健康、教育といった概念は、本来、生きている人間全体を扱うものなのに、なぜあえて、全体的と言わなければならないのでしょうか。

近代以降はじまった物質偏重的な科学的世界観や、ミクロ的・部分的・専門的な視野からものを見るという態度は、結果として、部分にとらわれて全体を見失い、各種の弊害をもたらすということが、ここ数十年、明らかになってきました。事実、さまざまな分野で近代文明は行き詰まりを見せています。

医学や健康問題を扱う分野でも、科学の進歩にともなって病人が減って健康人が増えたわけではなく、逆に正体のわからない病気が現れ、たえず不調を訴える半健康人が増えてきました。また、現代医学は感染症の治療やからだの修理的なこと、あるいは検査などは得意としていても、慢性病や生活習慣病に対しては大きな効果を発揮できず、かえって悪くしている可能性もあるのが現状です。こうした事態を踏まえて生まれてきたのが、ホリスティックな視野からすべてを見直そうという運動です。

ここでは「木を見て森を見なかった」従来のやり方を反省し、人間存在を「つかみづらい心や精神の要素を省いて、科学的にとらえやすい物質面から把握する」という近代的態度ではなく、古代からあった全体観に学びながら、ニューサイエンス（新しい科学）の視点や未科学の分野を積極的に加えて、人間存在をありのまま全体的に捉え直そうとしはじめたわけです。

それは決して現代文明を否定する復古主義的なものではなく、温故知新の態度で古代からの智慧を現代に活かすことです。また、森を見るか、木を見るかという二者択一的な態度ではなく、「森を見て木も見る」というふうに両者を統合し、レベルアップした、新しいパラダイム（枠組）の世界を目指しています。

人間は有機的統合体

一九七八年、アメリカでホリスティック医学協会ができました。続いて日本でも一九八七年に日本ホリスティック医学協会ができました。日本ホリスティック医学協会では、「ホリスティック医学」の定義の第一番に「ホリスティック（全的）な健康観に立脚する医学」ということを謳《うた》っています。ここでは、現代の医学の土台となる健康観が肉体偏重のものであったことを反省し、心や精神だけでなく、古代からの氣や霊性という視野も取り入れて、人間という存在を重層的・多角的に把握しようとしています。その意味で「ホリスティック」という言葉を使っているわけです。

つまり、ホリスティックとは、人間存在をからだ、心、氣、精神性、霊性などの有機的統合体ととらえ、社会・自然・宇宙との調和に基づく包括的・全体的な観点から、健康、医療、教育などの問題を捉え直そうとする見方なのです。

それではホリスティックとは具体的にどういうことを意味するのでしょうか。

まず第一に、ホリスティックとは部分にとらわれない視野を意味します。たとえば、ある薬が痛みを発している臓器（部分）によいように見えても、その薬を飲むことが他の臓器を害したり、毒になって強いストレスとなる場合は、全体にとって悪いことになります。とくに科学的に精製された近代薬には常にこの問題がからみます。いわゆる副作用です。最近も、お産を早くするという部分的発想や、医者の都合のために使われた陣痛促進剤が、赤ちゃんや母親を殺す結果になった、ということが報道されていました。

もちろん副作用は近代薬ばかりでなく、中国の伝統薬である漢方薬にもあります。問題は薬の使い方なのです。東洋医学や伝統医学では、本来、薬を使う場合、生活改善の一環という位置づけの中で、食事療法や導引、氣功法などほかの療法といっしょに使うという発想をしていました。薬の力だけで病気を治す、という発想は事実として正しくありませんし、とても危険なものです。薬は生体に本来備わっている自然治癒力を刺激し活性化する手段の一つである、という発想でなければ、使い方を誤るのです。

また、「手術は成功したが、別の問題が起こって亡くなった」というケースをよく聞きますが、これは詭弁《きべん》で、病気を部分としてしか捉えられなかったために起こる間違いです。部分的にみれば成功だとしても、結果としてその人が倒れたのなら、部分的な修理がうまくいったと評価すること自体誤りであり、医療の意味をなさないのです。

あるいは、腰が痛い人が、それは腰が悪いからだと考えて腰だけを治そうとしたり、肩が凝る人が、肩の筋肉を揉んでほぐせばいいとする発想も、同様に部分にとらわれています。腰が痛むといっても、からだの間違った使い方が主な要因になって氣流（からだの氣の流れ）が狂い、それが骨の歪みや全身のアンバランスとなって腰痛を引き起こしている人もいれば、内臓の下垂や便秘が原因の人、腰に氣が不足するような心の状態が大きな要因になっている人もいます。実際はいくつもの要因が重なって病やからだの不調という現象が起きているという事実に目を向けることが大切です。

2　ホリスティック医療とヨガ

ヨガはホリスティック

ところで、皆さんはヨガと聞くとどんなイメージを思い浮かべるでしょう。単なる健康体操と思っている人も多いのではないでしょうか。しかし、ヨガはそんなに狭いものではありません。人間を全体的・総合的に捉え、心身の生活を自然の法則に合わせ、調和のとれた生き方ができるようにするもので、そのための考え方（哲学）と行法（法則に則した技術）を備えています。ですから、ヨガは本来ホリスティックなものなのです。また正しく行なえば、だれがやっても、ある程度「こうすればこうなる」という客観的事実がありますから、ヨガは科学的な態度をもった、古代からの真理探究の哲学と行法とも言えます。

ヨガは心の修養、からだの修行、生活の修業を通じて、人間としてよりよい生活をするための心身生活の鍛錬法を段階的に説いたものです。その行法を正しく実行すれば、さまざまな潜在的な能力が開発され、精神的にも安定し、多くの慢性的な病気が自然に消失し、身体的にも強化され、人間性も向上していきます。

生活習慣病に悩む現代人は、癒《いや》しや生命にやさしい医療を必要としています。その観点から見ると、ヨガは治病法そのものではありませんが、ヨガを続けていれば心が豊かになり、生活習慣も自然と改まり、その結果、病気もよくなるのです。

運動不足や食べ過ぎから起こった病なら、運動したり過食を控えればよくなるでしょうが、仕事や人間関係のストレス、生き方の迷いからくる心の不安定が病気の要因になっているときは、スポーツや運動や食事改善だけでは解決しません。肉体偏重の世界観で作られた各種のエクササイズをしたり、生活習慣を改めないで医療や治療法に頼っても結局は埒《らち》が明きません。

ヨガは一見体操のように見えることをしながら、生理的な調整法や呼吸法を実行し、同時に大脳を安定させ、心理的な安定をはかります。あるいは実際の食事法を行ないながら、人間にとっての正しい食のあり方やその心、食生態学的なことを学びます。また宇宙や神と自分との関係、心・身・霊・環境の関係など、人生の意味や価値といった哲学的なテーマを理解するヒントが豊かに含まれています。

ヨガを実行していくと、一見ばらばらに見える人生のすべてのことが統合されて理解できるようになり、ヨガがいわば人生の羅針盤となります。さらに、古来、多くの聖者が説く理想の生き方は愛の実行であり、調和・中道の生活ですが、一般の人にははるか遠くにあるように思えるその心に、一歩一歩近づいていくことができるのです。

このように、ヨガには、とらわれない考え方や精神的な智慧、尽きることのないさまざまな生理的な智慧、自然と調和した生き方をするための生活的な智慧など、たくさんの智慧が詰まっています。これからの医療がホリスティックな方向を目指すとしたら、ヨガはそのための無尽蔵の学びの宝庫と言っても過言ではないでしょう。

ヨガとストレッチングの違い

「ストレッチを習ったところ、ヨガと似ているなと思いましたが、両者はどう違うのですか」といった質問をよく受けます。ストレッチがヨガと似ているのは当然です。なぜならストレッチは米国のスポーツ医学の関係者がヨガの形を取り込んで創作したものが基礎になっているからです。それで私はこの種の質問には次のようにお答えしています。

本来のヨガは運動効果・体操効果・修正効果・冥想《めいそう》効果の四つの効果があります。ヨガと似たものであっても、このうちの一部の効果しかもたらさないものは、ヨガの形を使った運動や体操なのです。

もっとも、一部の効果しかもたらさないから間違っている、あるいは意味がないと言っているのではありません。たとえ運動効果・体操効果だけでも、不健康な人にとっては、実行すればそれだけプラスになります。

日本の場合、スポーツクラブや公的施設で行なわれているヨガは精神的なことを排除し、ヨガの形を使ったストレッチ的健康体操であるほうがよいとされています。公的機関の人から「宗教的な臭いは一切避けてください」などと要望されることが多いので、そうなったのかもしれません。

ヨガで生じる四つの効果

ヨガの四つの効果について、もう少し説明しておきましょう。

運動効果の説明は不要でしょうから省きます。体操効果は、からだの縮んでいるところを伸ばしたり（ストレッチ効果）、関節を回したりすることで生じるもので、健康体操の中心となる効果です。運動効果と体操効果は、動作や姿勢に呼吸法や意識集中法を加えなくても出てくるものです。

修正効果というのは、心身の歪みが修正される効果で、健康面ではとても価値があります。また外から矯正するのとは意味が違います。同じ動作を行なっても、意識を身体内部の感覚に向けて自己のアンバランスに気づくことができなければ、この効果は生じません。そのためには、姿勢や動作に、呼吸法と意識集中法を加えて行なう必要があります。

ヨガを実践して生まれる効果でいちばん素晴らしいのは、冥想効果です。ヨガを正しく行なえばだれでも宇宙・自然との一体感が得られます。それが宇宙・自然についての智慧（般若《はんにゃ》）を生み、心が自然化・浄化され、奥底から安定してくるのです。一体感というのは、宇宙・真氣エネルギーとの同調感であり、聖なるエネルギー、愛（調和）と癒しのエネルギーとの同調感とも言えます。

逆に言えば、この一体感が得られないやり方は、どんなに似ていてもヨガではないのです。健康体操やストレッチをやればそれなりに健康になるでしょうが、それだけやっていて、たとえば釈尊《しゃくそん》（釈迦の尊称）が冥想ヨガを行なって得られた心境に近づくことができるでしょうか。

冥想効果の出る方法で行なうのでなければ、形だけまねてもヨガにはなりません。ヨガから形をとったストレッチや健康体操は数多くありますが、そのほとんどは冥想効果が生まれる方法で行なっていないので、自然法則が直感されることもなく、精神面での成長を望むこともできません。

からだは智慧の宝庫

からだを動かしても、そのときの呼吸法や意識のあり方によって、心身への影響は異なります。スポーツのように、ある決まった動作を繰り返すときは、無理な負担がからだにかかることがあり、ケガや故障も生じやすいのです。テニスでよく起こる肘《ひじ》の炎症やゴルフでの腰背痛がその例です。ラジオ体操のような健康体操でも、呼吸法抜きでやると、運動神経や筋肉の発達、血行の促進などの効果はある程度望めますが、心身のヒーリング（癒《いや》し）効果や修正効果は生まれません。この効果が出てくるためには、からだを「テキスト」として学ぶ姿勢が必要です。

私たち人間は生き物であり、自然の産物でもありますから、生命法則・自然法則を学び、自らの生活に生かすことが、よりよく生きるための基本です。ところが、からだのことを、スポーツのように大脳の命令で動かすという回路、つまりからだを脳の道具とする姿勢や、解剖学・生理学で教える知識のみで考えていると、大切なものを見落としてしまいます。また、私たちは知識や情報を外部から得ることばかりしてきたので、からだの内なる声を聞く耳をもっていません。

釈尊は今から二千五百年前に「からだは智慧の宝庫」として、自分の呼吸やからだを冥想することで真理を発見しましたが、このような姿勢を学ぶことが、現代人にはたいへん重要だと思います。人生の真実の智慧は自分の外側にあるのではありません。それを自分の内側に求めてこそ、真に役立つ智慧となるのです。

癒しや冥想効果の出るヨガ・アサナ

癒しや冥想効果の出てくる方法の一つは「統一と放下の原則」です。これは、あるアサナ（ヨガのポーズ）を行なったら（統一）、その後、からだを投げ出してくつろぎのポーズ（シャバ・アサナ）を行ない（放下）、そのアサナが心身に与えた影響や反応を観察することを繰り返すのです。緊張と弛緩の原則、あるいは刺激と反応観察の原則とも言います。あるアサナがその人の内部に引き起こす反応は個人によって異なりますが、その反応を観察するあいだに、からだの智慧（自然法則）が心の中に記憶されていくのです。またからだの内側から、自己のアンバランスや歪みに気づくことができ、生命の声が聞ける心の状態になってきて、その声に従った修正が自然にできるようになります。この方法をとらないと、心身で起こっていることに常時気づいていく道は開かれません。

癒しや冥想効果の出てくるもう一つの原則は「三密《さんみつ》の原則」です。あとでまた詳しく述べますが、三密は「調身《ちょうしん》・調心《ちょうしん》・調息《ちょうそく》」と呼ばれるもので、座禅や氣功の指導でよく教えられています。しかし、実際に教えられているのは、単に姿勢や動作の型のやり方と、そのときの呼吸と型に注意集中することだけという場合が多いようです。私自身の研究では、そうした形式的な指導では、三密の真意は理解できないと思います。三密とは、アサナの目的に全身が統一された姿勢・動作、それに合った呼吸、そして身体内部に集中された意識の三つを一体のものとして行なう方法です。このとき無意識層まで変えていくことができるような相乗的な効果が生じることには注意が必要です。

ヨガ・アサナは、形だけなら、からだの柔らかい人であればだれでもすぐできるものがたくさんありますが、何度も言うように、その形を行なっただけではヨガを行なっていることになりません。「三密の原則」で行なって、なおかつ身体内部に意識を向け、そのアサナで使用している筋肉の伸び方や骨の状態、それらが呼吸や血行に与える影響や気分との関係など、さまざまなことに気づき、なおかつより完全な状態を求めて、身体内部から意識的にコントロールしていくのです。また、不要な緊張をほぐしていきます。こうしたアサナの中身が、冥想効果を生じさせるのです。

3　心と氣

心の積極的評価

世界各地で今も行なわれている伝統的医療や健康法・長寿法などの中には、実際に効果があるにもかかわらず、今日の科学的分析ではそれがなぜ作用するのか説明できないものが多数あります。ホリスティック医学の世界的な権威アンドルー・ワイル博士が著書の『ナチュラル・メディスン』（春秋社）の中で、世界各地に残っていて実際効果のある「イボ取り」法について例をあげています。それらの方法はいずれも科学的（物質的）に理解できる共通点は何もありませんが、唯一共通点があるとしたら、「その方法できっとイボが取れると信じて実行した」という点だけである、とワイル博士は述べています。これはイボが取れるという治癒過程において、心の状態が決定的に重要な役割を果たすことを示しています。信じるという行為が、治癒力の発現に大きな影響力をもっているのです。

沖正弘師から聞いた話ですが、沖師が昭和二〇年代の後半、インドでボランティア活動をしていたところ、たまたま訪問した田舎の無医村で急病人が高熱を出し、困り果てていました。外国人ならきっと何かよい薬を持っているのではないか、助けてくれと言うのです。師匠は薬は何も持っていなかったのですが、とっさに思いついて、ハミガキ粉を少量取り出し、「これはすばらしい薬だから」と言って与えました。その病人はハミガキ粉を飲んで急によくなり、師匠は村人からたいへん感謝されたそうです。

これは極端な例ですが、科学的な実証の範囲では何ら薬効のある成分が存在していなくても、それを服用すれば治ると信じて飲んだ人がよくなったり、逆に、薬効が証明されているものでも、それを疑っている人は効かなかったりします。

心の状態が治病や健康にとって重要な役割を演じているにもかかわらず、どういう心をもてば病気が治るのか、あるいは健康になるのか、といった研究はこれまであまりありませんでした。また、心の能力についての積極的な評価もほとんどなされていません。

古来から精神性の向上に必要とされ、生活ヨガでも大切なものとして説かれる心は、感謝の心、懺悔《ざんげ》の心（反省の心）、下座《げざ》の心、奉仕の心、愛の心です。これはそのまま癒しの心でもあります。また、明朗心、積極心、向上心は生命エネルギーの活性化に必要不可欠なものです。

リラックスがもっとも重要

心が深くリラックスしてくつろぎの状態のとき、あるいは冥想しているとき、脳にα波やθ波が出ています。これは自然治癒力が発揮される最高の心の状態でもあります。生活の中でこの状態をどれだけ作れるかは、どんな病気であれ、治療のキーポイントです。

一般の病院でも、一日に一回でもいいから、ナチュラルな音楽をＢＧＭにしてリラクセーションの誘導を行なったら、患者はもっと早く回復するでしょう。また、笑いのテープを流して笑わせたら、それが患者にとってプラスに働くことは間違いないでしょう。

最近は、笑いが免疫系を賦活《ふかつ》する、といった精神面の医学的効果が証明され始めています。こうした心身の相関関係の研究や心が健康に与える影響、そして精神性の把握などを抜きにしては、ホリスティックな人間観や健康観は育ちません。

私が自分の指導講座でいちばん重視しているのは、ヨガの何かのポーズをすることよりも、リラクセーションです。ポーズは行なっても簡単なものにして、その動きの刺激が起こす内部反応（血流や氣流の変化等）を契機に、くつろぎへ誘導します。

何度かやっているうちに、その人の生命エネルギー場に、リラクセーションに導く回路がパターンとしてできてきます。リラクセーション回路ができれば、あとは本人がただ寝ころんで「だんだんリラックスしてくる」と思うだけで自動的にその回路が働きはじめます。だからこそ私は、くつろぎのポーズの誘導に時間をかけているのです。

これをヨガでは「シャバ・アサナ」と呼びます。シャバ・アサナは直訳すると「死骸のポーズ」ということで、死骸のような状態で生きているという意味です。しかし、言葉からくるイメージがよくないので、私は「くつろぎのポーズ」と呼んでいます。心もからだも動かさず、ただ死骸のような状態にして完全にリラックスする、というポーズです（**図1**）。

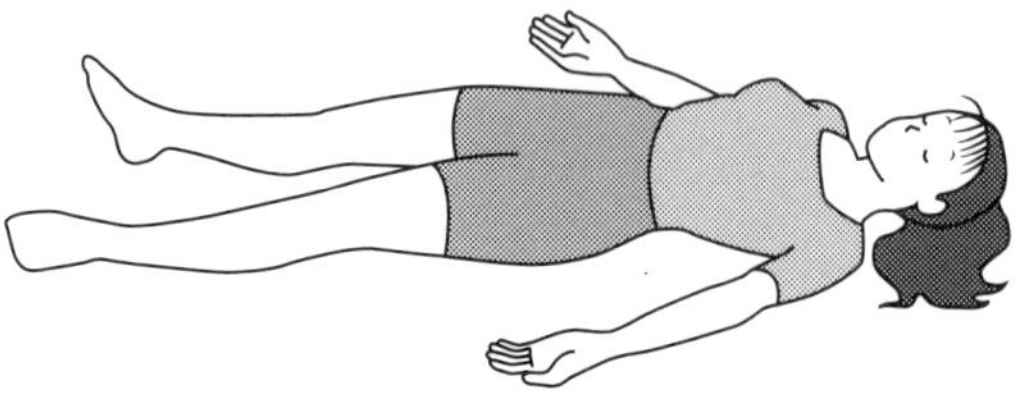

図1　シャバ・アサナ（くつろぎのポーズ）

実際は、いきなりそういう状態になろうとしてもむずかしいので、全身を完全に弛緩する練習を繰り返しながら、肉体を重力と一体の物体となった位相にもっていくのですが、その過程で、自己のあり方に徐々に気づいていくことができます。そういう意味でもたいへん重要なポーズです。肉体がより完全に弛緩していくと、肉体と微細な氣のからだを別のものとして実感しやすくなります。また、肉体といっしょに動く心と動かない心があることも徐々にわかってきます。くつろぎのポーズは単にくつろぐのが目的ではなく、自己存在の洞察や冥想への入口なのです。

氣のからだ

東洋の伝統的医療や悟道法、長寿法、心身訓練法などには、ヨガや導引・氣功、指圧、鍼灸《しんきゅう》・按《あん》摩《ま》、湯薬ほかたくさんの種類がありますが、そこには「氣」や「プラナ」といった基本的な概念が共通してみられます。

それらが流れる道筋として、中国古典医学では「経絡《けいらく》」、インド古典医学では「ナディー」（エネルギーの流れる管）と呼ばれるものがあり、さまざまな質のエネルギーを生み出すセンターや、それが出入りする穴（経穴やチャクラ）が想定されています（図**2**・**3**）。これらは、血管や神経、内分泌器官のように物質として存在するものと同じレベルで「在る」と表現することはむずかしい非物質的概念です。そこで最近は「生命エネルギー」と表現されたりしています。しかし、その存在自体は現象を通じて傍証できます。

たとえば、「足の三里」というツボが膝の下方の外側数センチのところにあります。これは、松尾芭蕉の『奥の細道』にも「三里に灸《きゅう》する」とあるように、江戸時代、あるいはもっと以前から実際によく利用されていたツボです。旅人が一日の行程を終えて宿につき、まず足を洗ったら、次に

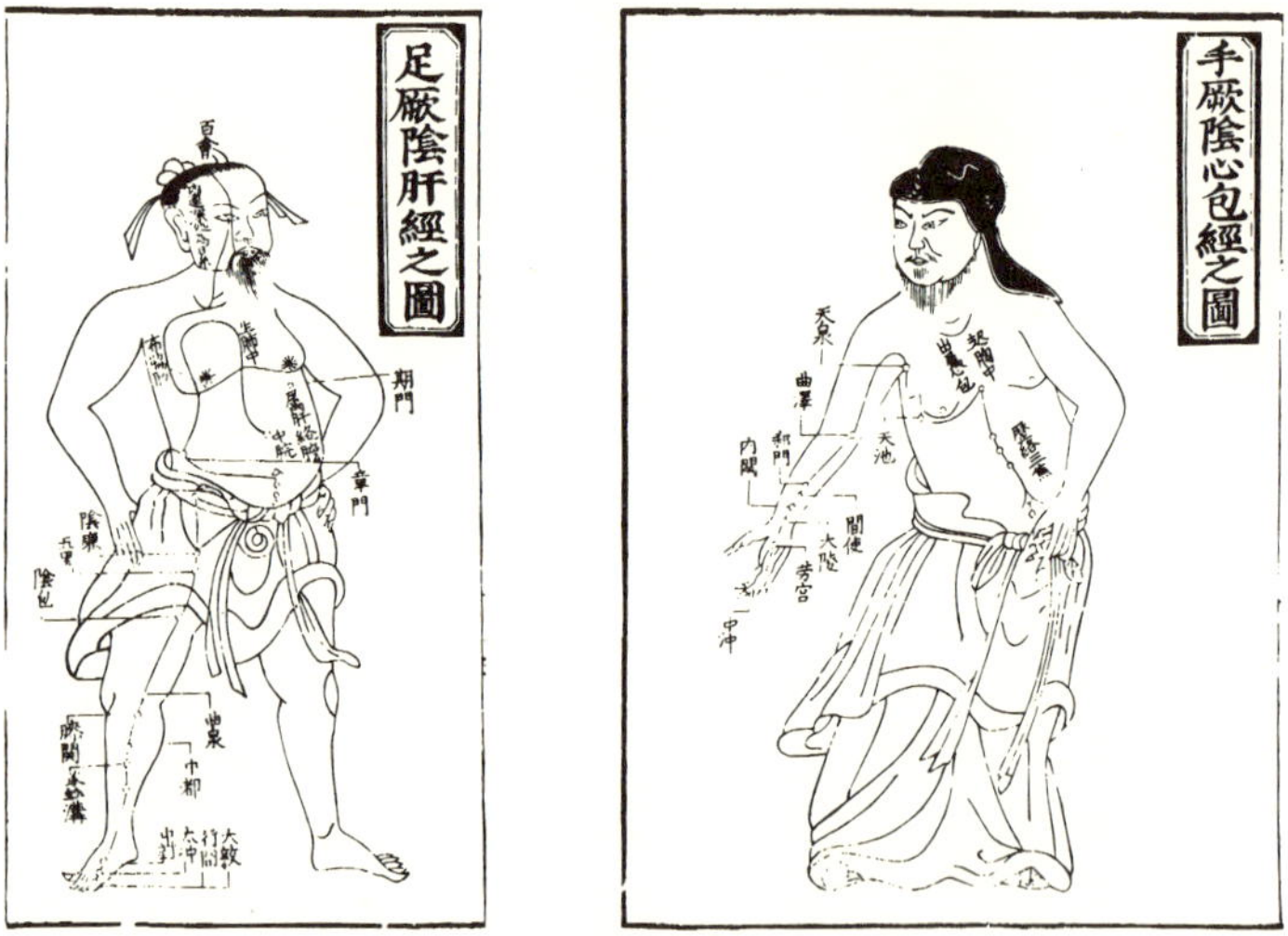

図２　経絡図（中国の古医書『十四経発揮』より）

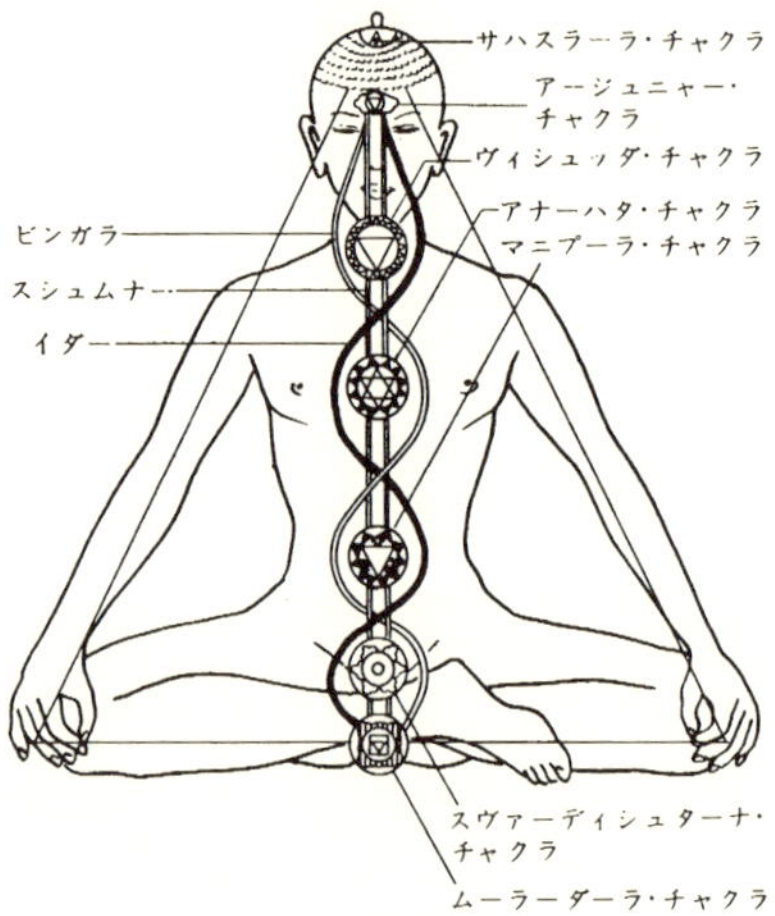

図３　チャクラ図（番場一雄『一億人のヨーガ』人文書院より）

足の三里に灸をして、翌日の旅路に備えたのです。

足の三里は健脚のためのツボとしてよく知られていますが、そればかりでなく、消化器など内臓全体を整える効果があり、万病によいとされています。ある実験で、バリウムを飲んで胃のレントゲンを撮り、次に三里に鍼《はり》や灸をして胃の変化を調べますと、下垂ぎみであった胃が、ツボ刺激の後に動いて上がっていき、本来のあるべき位置に戻った、という写真を見たことがあります。胃と三里が直接神経でつながっているわけではありませんが、伝統的なツボには、主観的に痛みが消えたとか調子がよくなったというだけでなく、胃が正しい位置に整うことによって体調がよくなるといった客観的現象が確認されるのです。このツボは、実際はもう少し下のスネの真ん中の少し外側あたり（中川雅仁博士は胃昇穴と命名）でも、同様の効果があります。

こういった伝統的な治療法を活用する際には、それらの方法の基盤となっている考え方（世界観、哲学）を十分に理解する必要があります。自分が無意識にもっている世界観で測ってしまうと、その方法が本来もっている力を十分に発揮させられないために効果がないと即断したり、副作用なども起こりかねないからです。

私たちはふだん「氣が強い人」とか「心が大きい人」といった表現を使います。からだが大きい人は氣や心が大きいかというと、必ずしもそうではありません。また、からだが強くても、氣が強いわけでも、心が強いわけでもありません。こんなふうに、特に意識していなくても、からだ、氣、心を使い分けています。人間という存在を、少なくとも「肉体」と「氣のからだ」と「心」に分けているのです。この観点で人間を見直すと、氣の文化がだんだん分かってきます。

私は講習会などでは、まず「氣のからだ」を実感として知ることが重要であると強調しています。たとえば「丹田《たんでん》はどこにありますか」と尋ねると、丹田という言葉を知っている人なら多くの方が「へその下のあたり」と答えます。あたかも胃や腸がお腹の中にあるように、丹田もあるかのような言い方をします。しかし丹田は肉体上にあるのではなく、いわば「氣のからだ」にあるので、肉体レベルでは、だいたいの位置を表現するしかないのです（一七七ページ参照）。ある武道家は、へその下の前方の空間に意識を置くと、立ち回りでも安定することから、丹田をその位置とした、と聞いたことがあります。

私の研究では、氣のからだは自分の意識で大きくしたり小さくしたりできるようです。だれの氣のからだも、少なくとも目に見える肉体より大きいことは確かです。

氣のバランス、出入り、流れ

氣のからだは、バランス、出入り、流れ、質、量、および肉体各部に与える影響の相互関係などでその状態が変わってきます。

氣はまずバランスが大切です。丹田はその位置に意識を集めると生理的・心理的に安定する場所ですが、怒ったり、驚いたり、恐れたり、悩み迷っているときなどは、氣が頭や首、肩に上がってしまって、腰腹部から抜けてしまった状態になります。そうなると、氣の上下のバランスが崩れて、理性的な判断やスムースな行動ができません。そこで、古来、いかなるときにも身心ともに安定した力を発揮できるように訓練することが重要だと説かれ、「肚《はら》づくり」があらゆる訓練法の基本になったのです。

意識的に肛門を絞めたり、四股《しこ》を踏んだりすると、自然に氣が丹田に降りてきて、「上虚下実《じようきよかじつ》」という自然体の氣のバランスになります。最近は、日本伝統の国技である相撲でなぜ四股を踏むのか、その意味を知らない日本人が多くなっているようです。力士が四股を踏むことをしなければ、ケガが増え、またけんか腰の相撲になってしまいます。実際に四股踏みを行なってみると、下半身がみるみる充実してくるのがだれでも分かります。また失敗が許されないときに「尻の穴を絞めてかかれ」と言ったのも、氣が上がってしまいそうなとき、丹田に力を集め、バランスをとるために出た言葉です。

氣の流れが悪くなると、血行やリンパの流れも悪くなります。その結果、肉体のあちこちに凝《こ》りや歪《ゆが》み、たるみなどの不自然で異常な状態ができ、それが続くと、内臓の働きが悪くなったりして病的状態になってきます。鍼灸など伝統的医療は基本的に氣の滞りを取り、流れをよくして自然な状態に戻すという発想に基づいています。導引、按摩、氣功、ヨガ・アサナ、健康体操などは氣の流れをよくするのに役立ちます。

氣の滞りは、心・身・食・呼吸など生活や環境のすべての影響で起こります。心の面では固定観念、とらわれた常識、執着する心によってその動きが停滞したり、欲望や感情などのために心がアンバランスになっているとき、肉体的には、ずっと同じ姿勢でいたり、偏ったからだの使い方をしたとき、あるいは偏った食生活などが原因となります。

氣の質と量

氣の質は、心の質とほぼ同じと考えてかまいません。たとえば、身心が癒される質の氣は、強い氣ではなく、愛のある心から出る氣です。武道などでは、相手を威圧したり、飛ばしたり、恐れさせたり、やる気を失わせるような氣が使われます。

以前はよく氣のパワーがある治療家、特殊能力をことさら強調して誇示する氣功家がもてはやされる傾向がありましたが、相手に依頼心を強く起こさせ、本人の努力が不要のように錯覚させる質の氣は、たとえそれが強さをもっていて、一時的に病人をよくすることがあっても、結局は病人自身のためにはなりません。また氣の質は相性《あいしょう》もありますから、ある人に効果があっても、他の人にも同様の効果があるかどうかは分かりません。

私は、氣でいちばん大切なのはその質である、と強調しています。氣の質には高低があります。伝統的に、質の高い氣は「神氣、真氣」と呼ばれています。これは、古来神様が降りられる場所とされる神社や聖地に行ってみるとよくわかります。とても清らかなエネルギーが流れていて、そこにいると癒されてくるのです。おそらく古代の人々は、癒され浄化されるような場所に「神聖なる氣」を感じたからこそ、そこを囲い、神社や聖地としたのでしょう。氣を受け取る側の心の状態にも左右されますが、生命を活かす氣や愛のこもった氣があるのと同時に、他方で生命を害する氣があることも確かです。

　あとで「洗心」について述べますが、これを実行することで、自分の中の氣を質的に高めていくことができます。古来、精神修養といわれた行為は、社会の汚濁の中で泥に汚されない蓮を咲かせる練習、言い換えれば自分を質の高い氣、神仏の氣に同調させる訓練でもあります。

　ヨガでは、肉体を神殿と捉え、生命を神として、心身を整え、清め、浄化し、高めることを訓練の目標にしています。真の意味で心の修養の伴わない氣功法やヨガ、その他さまざまな訓練法は、時には人の道を誤らせることもあります。感謝の心、愛の心、反省の心、下座の心、奉仕の心などを自己の中に育て、怒り、貪欲、不平不満、嫉み、憎しみなどのネガティブな心を浄化していくことが、質のよい氣を自分の中に生み出すことになります。私は講習を通じて、常にこのことを強調しています。

　氣の出入りと量については、自分に適していて必要な氣を必要なだけ取り入れ、不要で不適な氣はすみやかに出すことが大切です。また、どれだけ自分を解放して自然状態に置けるか、どれだけ食物や環境を通じて自然の氣を取り入れるか、どれだけ自己の内部で氣を消耗させないようにするか、などによって異なってきます。

　食物を例にとるなら、生命のある食物（氣のある食物）をちょうどよいだけ取り入れ、完全燃焼させ、自他によい方向に使い、不要になった老廃物はすみやかに出す必要があります。栄養はあっても自然の氣が少ない食物が最近は多くなっています。インスタント食品などはとくにそうです。このようなものばかり食べていると、氣の量が不足し、生命力は落ちてきます。食物だけではありません。自然環境が豊かな場所では、自然にふんだんにある氣を多く取り入れることができます。

心の面では、心配しても仕方がないことを私たちはよく心配してしまいます。無駄な氣を使っているのです。与えられないものを欲求し続けると、不満という邪氣がたまります。勇気や智慧や愛など、他からいただいた氣は、それを学び消化して自分のものとし、さらによりよいものに高め、他にも差し上げるように心がけます。心の面でも、学んで取り入れるだけで外に出さないと、自分の中で無駄になってしまいます。氣は外に出せば、もっと入ってくるものです。最善の努力をすれば、さらによい氣を生み出します。

氣を学ぶ

心を落ち着かせたいとき、心を丹田に置いて深呼吸をする。どこかが痛いとき、深呼吸をしながら、その痛む場所から痛みの氣を出して癒しの氣を取り入れる。こういった行為は、氣のからだに気づいて生まれてくる智慧です。その効果は、ちょっと練習すればほとんどの人がある程度感じられるものですが、それは今日の日本の「科学的な教育（?）＝公教育」では一切無視されるか、ひどく低くしか評価されていません。そのために、生命エネルギーの感覚、氣の感覚や肚《はら》・丹田などの実感、上虚下実、頭寒足熱、自然体といった東洋の誇る叡智が見失われているのはとても残念です。かえってアメリカやイギリスのような国の人のほうが、よっぽど東洋の叡智から学ぶ姿勢をもっているのは皮肉なことです。

鍼灸や指圧の学校でも、解剖学や生理学など現代医学的な知識を身につけることに多くの時間を費やしてしまい、肝心の「氣の感覚」を養ったり、微妙な生命エネルギーの変化に対する直感を養う時間がほとんどありません。そのため、生命力の素晴らしさや東洋的、伝統的な医療の特長を知り、それを通じて物質的世界観への無意識な囚われから解放されて意識改革する、といった観点が伝統医療の教育からほとんど抜けてしまっています。

せっかくヨガや氣功を習っていても、まったく体操的にしか理解しないために、スポーツや運動、肉体労働としか思えない動きをしている人がたくさんいます。現代人は無意識に、解剖学を根拠にした人体観（物質的人体観）だけで人間を見ているために、「氣」を見えなくさせているとは思わないのです。「肉体」ではなく「氣のからだ」を相手にしているヨガや氣功を正しく評価しないかぎり、第三の医学の道も、ホリスティック・ヘルスの運動もありえません。

また、同じように見える行為、あるいは物質でも、そこに「氣心」がこもっているか、どんな氣が入っているかでまったく違ってきます。たとえば、本当に氣の力のある人が波動を込めた水は、ふつうの水と比べると大きく異なっているので、それを目の前で確認した人は大きなカルチャーショックを受けます。物質成分としては同じであるはずなのに、波動や氣が異なると「生命」に対する影響が異なってくるのです。

こんな話もあります。私の兄の龍村仁（映画『地球交響曲』の監督）が『地球交響曲・第二番』の撮影のために、ダライ・ラマ法王がおられるインド北部のヒマラヤの麓にあるダラムサラに行ったとき、ある薬をもらってきました。法王の主治医はチベット医学の権威ですが、腎臓の弱い兄はその医師の診察を受け、薬を調合してもらい、帰国後も腎臓の調子を整えるためにそれを飲んでいました。私はインドでの撮影を終えて帰国した兄の家を訪ねたとき、その薬を見せてもらいましたが、その薬の作り方や指示された飲み方を聞いて、とてもおもしろく感じました。

たとえば、丸薬を作るには、その薬草の栽培から収穫の時期まで、こと細かに方位や占星術的な月日の選び方があります。それに従って作り、また薬草に採取していいかどうかも占ってから行ないます。同じ薬草でも、たとえば満月の晩に採取するか、三日月の昼に採取するかで薬効が違ってくるそうです。またその後は薬の形にする複雑な過程において、毎日祈りを行なう祭壇で、ある種のマントラ（真言・聖音）を何日間か聞かせる、というのです。

兄がもらったのは薬草ではなく五十数種類の鉱物を混ぜた丸薬でした。それは数日間に一度飲むタイプのもので、飲む前の日に身を清めてから、前の晩の指示された時刻に、ガラスのすり鉢でその丸薬を自分でていねいにすりつぶして粉にし、指示された聖水に入れて薬指で掻き混ぜて溶かします。そして、コップごと白い布で覆って枕元において一晩休み、翌朝指示されたマントラを唱えながら、もう一度薬指でまぜてから飲みます。飲んだあとはもう一度ベッドに寝て、数時間からだを休ませ、その日は邪悪な思いが生ずるようなことは一切せずに過ごす……というような細かな指示までであるのです。

実際、兄はそういう飲み方をしていましたが、その直後から白髪が減って髪が黒くなってきたそうです。この話には、薬にマントラを聞かせる（波動エネルギーで浸す）という発想や、薬指を使ってかき回すことで自己の波動と調和させる、一晩枕元におくことで微波動で先に準備する、薬を飲む側の氣の在り方を十分に整えさせるなど、たくさんの「氣」についての学びがあります。

4　生命という有機的な全体

短絡的な因果論を超えて

ホリスティックな健康観では、単純な因果論を排し、すべての現象を全体的・有機的・相補的な観点で理解することを大切にしています。すなわち、心・息・動・食・衣・住・土・遺伝・霊・時間・季節・環境などの一切が、その現象に関係があるという視点をとるのです。

食事内容を変えて健康になると、その食事法が病気や異常を治したと思う人は多いでしょう。あるいは水道に浄水器をつけてから病気が治ったので、病気の原因は水だったと考え、浄水器をつければ病気がなくなる、と断定的に言う人がいます。ある運動を始めてから体調がよくなった人は、その運動がよかったと思います。またある治療法を行なってからだがよくなったとき、その治療法、あるいはその医者、治療家が自分を治したと思いやすいものです。しかし、それは一部は真実でも、一部は嘘ということになります。

自分がよくなったという体験に支えられていますから、その人にとってはとてもリアルですが、「これが最高である」というふうに体験に捉われやすくなり、時にはその治療法や治療家に対して盲目的になったり、この治療法ですべての病気が治る、あるいはこの治療法以外によいものはないと結論づけ、他者にも自分の経験と同じことが必ず起こると言い始めたりします。しかし実際は、人によって必ずしも同じような効果がなかったり、最初はよくてもしばらくすると効かなくなるようなことは、ふだん経験することです。

つまり、さまざまな技術や方法には大変すぐれたものもありますが、それだけのことであって、それ以上を意味しません。その方法がその人に何らかのよい影響を与えたのは事実ですから、さまざまな療法を認めることは大切です。しかしまた、それらの方法や技術は、実際は生きている人間存在に複雑に影響を与えている多数のもの（心・息・動・食・衣・住・土・遺伝・霊・時間・季節・環境など）のうちのほんの一部なのであり、ほかにも意識するのがむずかしい多くのことがかかわっている、ということを理解しておく必要があります。ですから、同じように行なっても人が違えば結果は違うし、同じ人でも時期が異なれば効果は変わってくるのです。原因と結果を単純に結びつける発想や、それを標準化することは危険です。

ホリスティックな医療や健康法は、病気の原因を追究し、特定しようとする発想を否定するわけではありませんが、それだけに立脚してはいません。現代科学的に原因を究明していく態度は「医学」ではあっても、それがそのまま、人間が真に救われることを目指す全的な「医療」であるわけではありません。

総合的視野の治療

アトピー性皮膚炎は、私が沖ヨガ道場で体験的に見てきた実感では、一九七〇年代には今の百分の一くらいしかなかったと思います。ところが、今はたいへんな数の人が悩まされています。またいわゆる中年以降の成人に多かったガンも、いまや二〇代の人がなったりしています。タバコを吸わない人が肺ガンになったりします。タバコと肺ガンの因果関係より、もっと強烈な何かがあるのかもしれません。根本的には、日本人全体の体質に悪い影響を与える大きな変化が起こっているのかもしれませんし、地球全体が生命を生かす力を失ってきているのかもしれません。

こうした病気が治ったという人たちをみていると、たとえばアトピー性皮膚炎の場合でも単純な道筋ではありません。食事に問題があると考えてアレルギーのもとになる食物を除去する。水を変えればいいというので温泉や入浴剤を使う。心の問題を考えて心理療法や浄霊を受ける。運動をする等々。しかし、何かひとつのやり方だけで治そうとしてもなかなかうまくいかないようです。

何をしてもよくならなかった人が、都会から田舎へ引っ越してずいぶんよくなったという例がありました。この場合は、空気や水、新しく住んだ建物からの影響、近所の人との関係など、さまざまな要因がからんで、結果としてよくなったのだと考えられます。

生きている人間に影響を与えている一切を視野に入れるという総合的観点が常に必要です。ここでいう「総合」とは、総合病院という名ばかりの寄せ集め的な集合ではなく、生命が生きていくのに必要なものすべてが有機的、相補的に関係しあっているという認識からくる総合です。

症状を変化させることは部分的な対応でも可能ですが、それは病気の原因そのものがなくなったということではありません。真に病気が治り、健康になるためには、部分的なことだけでは無理です。その人に必要なことをちょうどよいときに、必要なだけ行なう、つまり生活のなかで身・心・霊が総合的に新しい質のバランスを整えたとき初めて「治った」といえるのです。このとき中心になるのは、物質や技術などではなく、その人の「生命が喜ぶ」生き方そのものです。つまり本当の治癒は、さまざまなことを通じてその人が意識改革し、生き方をレベルアップするかどうかにかかっているのです。

有機的な全体としての生命

地球の汚染などの環境問題や、多くの生物種の絶滅という状況から、人間に幸福をもたらすように見えた文明生活は実は方向が間違っていたのではないかという疑問が生まれてきました。便利さや快適さ、快楽のあくなき追求、その社会的実現である高度工業化社会といったものは、必ずしも人間の健康や幸福につながらないことがわかってきました。いまやそうした人間中心主義の発想をやめ、地球とそこに生きる全生命と調和し共存共栄するという方向へ向かうべき時です。早く軌道修正しなければ、最終的に、人間も存在できなくなることは目に見えています。人間にとって一見よいように見えても、他の生命を害して成り立つものは、結局は人間のためにもならないことは明らかです。ホリスティックという観点には、人間にとってだけでなく、全体にとってよいという、全生命を包括的に考える発想が含まれています。

人間以外の生物、たとえばイルカやゾウなどがいかに高度な知性をもって自然環境と調和しているか、といったことを学ぶべき時が来ています。また、古代の宗教観や宗教的行為の中に、いまの私たちが忘れてしまっている大きな視野と、他の一切と調和する智慧が隠されています。それは一言でいえば、自然・宇宙との調和＝愛の心です。ホリスティックな健康と幸福づくりの運動も、この調和＝バランスの智慧なしには成り立ちません。

精密検査が必要といわれ、それを待っている間に不安感と医師のあいまいな表現に疲れきってしまったとか、検査入院をしたら、元氣だった人が急に悪くなって帰らぬ人となったとか、手術は成功したが体力がもたなかったので亡くなった、といった話をよく聞きます。現代医学的検査や処置が、本当に人々を救うことになっているかどうか問題です。検査や手術や処置が、生命に優先する価値であるかのように錯覚させられていると感じることも少なくありません。どうしてこんなことが医療なのでしょうか。

もちろん、検査によって初期の悪性腫瘍が発見されるなど、役に立つことは多いはずです。しかし、悪いところを指摘するためだけに検査を強いているようにしばしば感じるのは私だけでしょうか。たとえば「ここにガンがこれくらいの大きさであります」、「血管のこの部分がこれくらい詰まっています」などと指摘できたとしても、それを治す根本的治療がないとき、その情報は本当にその人に役立つものなのでしょうか。

また、治療方針を決めるときも、これを行なったらこういう副作用があります、ということを明確にするだけでなく、国が認めている治療法以外に、代替になる方法としてこういったものがあります、とより多くの情報を患者に与えることができないものでしょうか。

広い視野に立つなら、仮に検査をしたとしても、結果を待つ間に、自分の生命が喜ぶようなことを少しでも行なうほうがずっとよいはずです。医学の進歩という美名の下で、たくさんの患者がモルモットにされているという現実も無視できません。

現状において、医学と医療は異なることを、明確に知ることが必要です。深い原因の探究ではなく、枝葉の原因や、原因のほんの一部を指摘するために、微妙な存在である生命を害してしまうことも珍しくないのです。

さらに言えば、機械の調子が悪くなったとき、原因を調べて故障した悪い部品を取り替えることは科学的態度といえますが、病気を単に悪いことと決めつけるのではなく、生命からの警告という側面があることにも気づかなければなりません。

真の生命科学的態度は、生命にやさしい態度であるはずです。地球にやさしくない各種の技術や物質が地球を蝕んでいるという自覚が必要なのと同様に、これからは個性をもった生命にやさしい方法や技術や物質が、健康づくりや治病法に必要となってきます。
ホリスティックな立場に立つとき、生命をメカニカルな機械、部品の集合体としてみるのではなく、常に有機的な全体としてみることが必要不可欠なのです。

5　自然治癒力

心の姿勢

ホリスティック・ヘルスやホリスティック・メディスンに関係した催しを覗いてみると、病気を治し、健康にするための技術や手段に自然の素材を使っているとか、手技的なものであるというだけで「ホリスティック」と謳っているような印象を受けます。そこには明確な理念がなく、現代医学で認められていないさまざまな健康法、治療法を単に寄せ集めただけ、というふうに見えるのです。私はホリスティック・ヘルスやホリスティック・メディスンの運動には中心となる理念が必要だと思いますが、ここで「神」や宗教の観点から、私たちの健康観、治病観を見直してみましょう。

苦しいときには藁《わら》にもすがりたくなるのが人間です。簡単には解決できない苦しみに出会うと、自己の能力をはるかに超えた超人的な力、超自然的な力に頼りたい、それによって救われたいという気持ちになります。

人類は太古から人間の能力をはるかに超えた存在や宇宙的力、エネルギーを意識していました。

仮にこれを「神」と呼ぶとすれば、さまざまな方法で「神の力」を引き出し、生活のいろいろな側面で活用してきました。治病もそのひとつです。

動物は病気になったりケガをしたとき、絶食してからだを休めたり、また傷口を舐めたりします。毒になるものを食べたときに、ふだん食べないものを食べて吐き出すこともしますが、動物は基本的にはひたすらじっとして、自然に治癒が進んでいくのに静かに身を任せているのです。

一方、人間はただ静かにじっとしているだけではなく、薬草を飲んだり、出血を外から押さえて止めたりして、積極的に治病に取り組み始めました。こうした姿勢が医療を生み出し、育ててきました。

しかし、世界中に残っている伝統的な医療を見ると、たとえ積極的に治癒の過程に介入していても、そこには基本的に「自然治癒力」を尊重する姿勢があっただろうことは、容易に推測できます。そしてひたすら「神」のご加護を祈っていました。

私の学んだ東洋の医療の基本には、「補《ほ》・瀉《しゃ》」や「汗・吐・下・和」という発想があります。足らないものを補い、病気を起こしている毒を、汗として出す、吐いて出す、下して出す、別のもので中和する、というわけです。不要で不適なもの、すなわち毒を出せば、本来の状態に戻る、という発想です。アーユルベーダという古代インドの生命科学（医学）も、灌腸《かんちょう》を含む五つの浄化法（パンチャ・カルマ）といわれる毒出し法が基本です。また、人間の体質を七つに分け、毒出しの方法もその体質に応じて変化をつけようとしたのです。こういうものを見ていると、伝統的な医療では、生命への信頼感、「神」の信仰、一人一人の体質や個性の尊重などが治病の土台にあることがわかってきます。

神不在の現代人

しかし、現代医学は、病気に積極的に介入して、薬や手術の力で治してしまう、という発想が中心です。自然に治癒するのを待っていると悪くなる、だから積極的に取り組む、という感覚が強いのです。

現代医学の発達は、治療技術や検査手段の標準化・機械化などのかたちで進んできました。外から侵入した細菌を敵と見なし、排除するか殲滅《せんめつ》するという発想をとります。そうやって、これまでに多くの有効な薬が発明されたり、効果的な手術や検査方法が開発されてきたことは間違いありませんが、それが行き過ぎて、現代医学は生命に対して傲慢な態度をとっているように思えます。

伝統医療と比較してみると、基本としている哲学が大きく異なります。自然治癒力や生命力、丹田力といった発想に基づく行為が、現代医学にはほとんどみられません。生命に対する信頼よりも、「欠陥があるから何とかしなければならない」という発想が先に立っています。生命全体への畏敬や生命力への信頼感は、現代人が失ったもっとも大きなものではないかと私には思われます。もっと端的に言えば、現代人の精神には「神」が不在なのです。

ヨガでは、私たちが生きているのは自分の力ではなく、また、人格化された特別な神の力によるのでもなく、すべてを活かしてくださっている力、根本的な意味での「神」、自然・宇宙の活かす力によっている、と考えています。

そして、個体の外にあって個体を活かす力を「ブラフマン」と呼び、個体の内なる活かす力を「アートマン」と呼んでいます。この二つは本来別のものではなく、同じ働きの異なった現われ方だとしています。ブラフマンは簡単に言えば宇宙法則・自然法則ですが、日本ではこれを「梵《ぼん》」と訳し、アートマンを「真我・魂」と訳しています。そしてこのブラフマンとアートマンが一体化して本来の姿になること、すなわち梵我一如《ぼんがいちにょ》こそ、私たちが生まれてきた目的であり、至福であるとしています。

健康や治病の面でいうと、ブラフマンにそった生き方に変えれば、「本質的に生命が喜ぶ」ので病気はよくなる、というふうに見ています。

個体の外の働きとは、宇宙・地球のあらゆる生命・物質が互いを活かし合う形で、個体としての存在を可能ならしめている働きのことであり、内なる働きとは、個体の中で働いている生命力のことです。ただしそれも個体の中で他と無関係に単独に働いているわけではありません。

私たちはたとえば人体を指差して、「肺」は胸にあって呼吸を司ると考えていますが、実際は肺がその機能を発揮できるのは空気があってのことであり、植物が酸素を供給してくれているからこそです。つまり、植物という外なる「肺」があってはじめて、私たちの肺が存在できるのです。

今日、個体があたかも全体から切り離されて単独で存在しうるような考え方が目につきますが、それは私たちが「生かされて生きている」という事実から目をそらせているに過ぎないのです。

個体の中の生命力は、現代医学ではホメオスタシス（恒常性維持機構）と表現されたりしますが、ヨガでいうアートマンは、健康・病気という観点から見れば自然治癒力であり、自己修復の働きであり、丹田力でもある、と私は理解しています。丹田力については、第四章で詳しく触れることにします。

現代人は「科学教」信者

現代人は、この内なる働きの重要性を忘れ、また伝統医療に見られた「神」を忘れ、人間がつくり出した技術や物質に頼り、それらを信じるようになっています。かつて西洋のある哲学者が「神は死んだ」と言いましたが、本来、人々がその精神構造の中にもっていた「神」の姿が見失われ、代わって現代は「科学」が居すわっているといえるでしょう。

テクノロジーの発達は、宇宙飛行のような驚異的なことを成し遂げてきました。それ故、いつのまにか科学信仰が常識化し、自分たちの望むことは科学によって与えられる、という錯覚が生まれるようになりました。薬や手術も同じことで、事実、驚異的な成果をもたらしてくれる場合もあります。そのために、次第にそれに頼る心がふつうになり、本来自分たちを活かしてくれている内なる力よりも、科学の生み出す外在の技術や物の力のほうを信頼するという本末転倒が起きているのです。

現代人、とくに今の日本人は、自分は特定の信仰をもっていない、とよく言いますが、その精神構造をみると、実際は「科学教」の信者なのです。あまりにも多くの人が同じものを信じているので、自分が特別に信じ込んでいるように見えないだけなのです。これは社会常識についても言えます。つまり、ほとんどの人が「常識教」の信者です。

私は、真理探究という意味での科学的態度は尊重しますが、人々がそれと気づかずに「科学教」の盲信者になっているのは、たいへん危険だと考えています。もっとも私には、いわゆる既成の「科学」も、今日、徐々に「神」の座を失いかけているように見えるのですが。

現代人が失っているのは、自己の内なる「神」やその働きをまず信じる心です。それを取り戻し、いったい何が本質的に重要かという問題に目覚めて、自己の生命力に対する信頼感を回復することが何より大切だと考えています。この土台をしっかりさせてはじめて、その上にさまざまな優れた科学技術を活かすことができるのです。

ホリスティックな健康観の中心になる理念は、個人個人が自己の生命の貴重さに目覚め、その生命が喜ぶような生き方をすることではないでしょうか。肉体レベルでいうと、風呂上がりのように血行がよい状態を目指し、心のレベルでは、生きていることがうれしくて、ありがたくて、楽しくて仕方がないという状態を目指すことです。

6　感性の復権

「氣のからだ」の自覚

私たちは医者や健康法・治療法の先生に次のような質問をよくします。「この薬はいつ、いくつ飲めばいいのですか」「この運動はどのくらい行なえばいいのですか」「この痛みを取るには、どこのツボを押さえればよいでしょうか」「どんなヨガ体操をすれば腰痛が治りますか」「この病気には何をどのくらい食べればいいのでしょうか」……。

どこか具合が悪くなったとき、その苦しみを取ろうとしたり、何とか治りたいと思って、自分より詳しい人にこうした質問をしているのがふつうです。もちろんそれ自体は悪いことではなく、よりよい情報を得るのに必要なことです。しかし、投薬された薬の場合はある程度指示を得る必要があるとしても、自分がからだを動かしたり、何かを食べたりすることまで他人任せにするのは正しい姿勢といえるでしょうか。

言われるとおりにするだけでは、いつまでたってもその状態から抜け出せません。たとえば野生の動物は、からだや病気のことをだれかに聞いているでしょうか。栄養学を勉強しないと生きていけない動物など聞いたことがありません。本来私たちは、気づいているか否かにかかわらず、何が自分にふさわしい食物であるかを、実はちゃんと感じ取っているのです。しかし、それに従って行動するという習慣ができていないために、そうしていないだけです。これは私たちが本来もっている能力なのですから、だれでも訓練すれば、その能力は開花してきます。それでは、どのような訓練をすればいいのでしょうか。

感性の復権

私たちの肉体には、視覚・聴覚・嗅覚・味覚・触覚の五官が備わっています。この感覚器官で知覚し、認識し、判断して生きています。野生動物たちもこうした感覚のおかげで生きています。

しかし、食欲を例にとって動物と私たちの違いを見てみると、たとえば彼らは欲するままに餌をとっていても、自然の状態で毒草を食べて死んだり、食べすぎて肥満になったりすることはないでしょう。また具合が悪くなったときには、絶食して安静にし、体調が戻るのを待ったり、時にはふだん食べない草を食べて元氣を取り戻しています。しかし私たちは、残念ながらそういう感覚を鈍らせており、欲望にまかせていると、食べすぎて肥満になったり、血管内を詰まらせるものばかり食べたりします。この差はどうして生じるのでしょうか。

私は、人間が感覚によらずに知識で判断する習慣を身につけていることや、不自然な食品を習慣的に食することで健全な味覚を鈍らせていること、そして五官の感覚の基となる「氣のからだの感覚」に従うことができにくくなっていることが大きな要因だと考えています。

「氣のからだ」とは、肉体を成り立たせる前のエネルギーのからだのことで、あらゆる生物はこれをもっています。しかし現代人は「氣のからだ」の存在を忘れ、肉体こそ自己であるかのように思いがちです。私はホリスティックな自己の回復のためには、「氣のからだ」の自覚と、それに基づく感性の復権が必須だと強調しています。

氣のからだに備わっている感覚とは、植物でも単細胞の生物でももっている未分化の感覚で、視覚や聴覚以前の感覚です。そして何かと出会ったとき、自分の生命を維持継続してゆくのに、それがプラスかマイナスかを感じる機能のことです。

たとえば、アメーバーのような単細胞の生物には、私たちがもっているような視覚や聴覚の器官はありません。しかし、自分の近くに食物になるものがあるときは、ちゃんと感じ取ってそちらの方向に移動し、囲い込むようにしてとらえます。

植物の種にもいわゆる五官はありませんが、土の中でどちらの方向に芽を出せば日光にあたるか、そしてどちらの方向に根を伸ばせば水や栄養分が多いのかを感じ取って、芽や根を伸ばして行きます。目や鼻がついているわけではありませんが、まるでまわりの様子が見えているかのように、匂いを嗅ぎ分けているかのように感じ取って、そうしているのです。

また動物はまわりの状況が危険か否かを感じて、ことが起こる前にさっと逃げたりします。たとえば鹿がライオンの姿を近くに認めていても、ライオンの殺気が自分に向いていないときは、逃げないで堂々と草を食べています。ライオンが近くにいるという情景を知覚しても、それが自分にとって危険か否か、プラスかマイナスかを感じ取ることが行動の基になっているのです。これは氣のからだで感じていることを示しています。

五官といわれる視覚・聴覚・嗅覚・味覚・触覚の感覚器官も、その起源を調べると、触覚細胞の変形なのです。視覚は光の分子（波動）に対してよく感応する触覚細胞であり、聴覚は音の波動に対して、嗅覚は匂いのある物質（匂う分子や波動）に対して、味覚は味のある分子（波動）に対してよく感応する触覚細胞です。すなわち触覚が五感の基本で、もっとも原始的な感覚なのです。

アメーバーの例でわかるように、触覚細胞は直接触れないと感じないのではなく、あるものが近づくと、それが発しているさまざまな波動を感じ取っているのです。目に見えるレベルでは距離があって、一見影響がないように見えても、その生物や物質がもっている固有の波動が、まわりに影響を及ぼしているわけです。さまざまな生物はそれを感じ取りながら行動しているのです。

プラス反応とマイナス反応

ヨガでは、生命力＝丹田力＝自然治癒力＝バランス維持能力＝統一力と教えています。生命は外からのさまざまな刺激に対して反応して、神経系・ホルモン系などを通じながら、自己の生命を活かそう、維持継続させようとして、常に自己に有利な状態に保とうとしています。たとえば何かを食べたとしますと、その食物に含まれるすべてのものを機械的に栄養とするわけではなく、自分に必要なものを選んで消化・吸収し、自分に合わないものは中和し無毒化して排泄します。

夏の暑い日に、何日かぶりにトマトを口にしたらとてもおいしく感じられ、力もわいてきます。

しかし同じように暑い日であっても、もう一週間、毎日トマトを数個ずつ食べていて、今日も食べたとしたら、久しぶりに食べたときに比べて、それほどおいしいと感じられない、といったことはだれでも経験しているでしょう。

生命はいま自分に必要なものを、感覚器官を通じておいしい＝快感としてとらえ、逆に不要なものであれば、まずい＝不快感として教えます。生命はまず「氣のからだ」のレベルで、プラスかマイナスかを示してくれているのです。

さらに言えば、生命は感覚器官を通じて教えているだけでなく、呼吸器官や運動器官などさまざまな器官を通じても教えています。生命にプラスになるものを近づけると生命力がより強くなります。逆に、生命にマイナスの物質を近づけると生命力が弱まってしまいます。それは何かの物質だけでなく、イメージを心に描くことでも同様です。「活かされて生きていて、うれしい、楽しい、ありがたい」と心に思うと生命にプラスに働き、「苦しい、いやだ、不満だ、腹が立つ、憎い」と心に思うと、マイナスに作用するのです。

生命力とは「生きる」という方向へ自己を統一していく力ですが、それが物質であれ心であれ、生命力に協力するものなら生命はプラス反応をし、逆であればマイナス反応をしています。つまり、生命が「氣のからだ」のレベル＝波動のレベルで反応しているのです。

さまざまな物質や思いのもつ波動が、自分に対してプラスに働くかマイナスに働くかを調べる方法としてO―リングテストというものがあります。簡単に紹介すると、利き手の親指と人指し指で

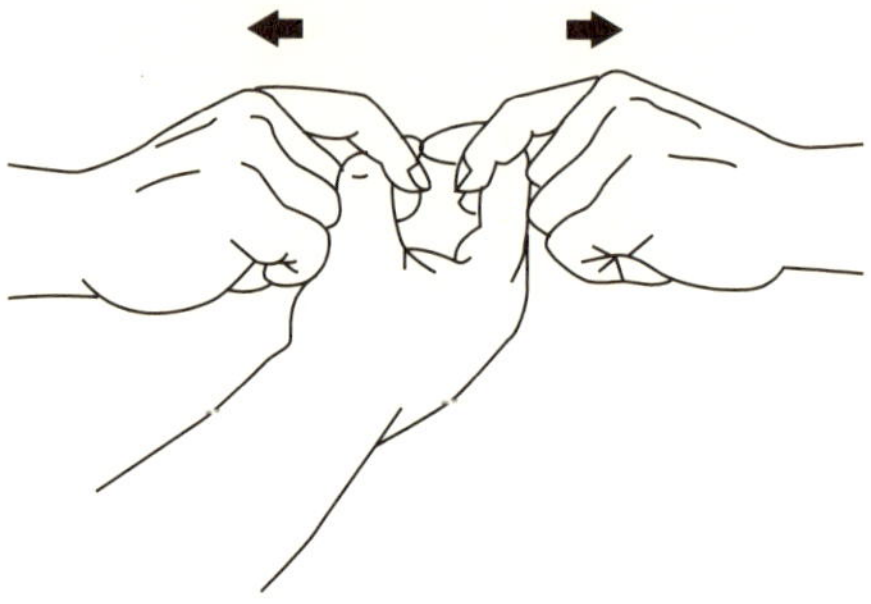

図4　O―リングテスト

Oの字の形をつくり、反対側の手のひらに何かの物質を乗せ、Oの字を作った指の力が強まるか弱まるかを調べることで、その物質がプラスに働くかマイナスに働くかを調べるものです（**図4**）。これは従来「筋肉テスト」と言っていたやり方を基礎にして、大村恵昭博士によってさらに高度な内容に作りあげられたもので、生命の判断を聞く上でたいへん有用なものです。

ホリスティックな健康を考えるとき、「氣のからだ」の実感をもつことや生命の声、宇宙や自然の声を聞いて、自分に合ったことをちょうどよいだけ実践することが不可欠です。そこで、「氣のからだ＝波動センサー」という観点から、この点をさらに探究してみましょう。

7　生命に聞く、宇宙に聞く

筋肉テスト

私たちが意識しているかどうかにかかわらず、ある物質を自分に触れさせたり近づけたりすると、生命はいわゆる五感で知覚する以前に「氣のからだ」のレベルで氣の動き（波動）をキャッチして、それがそのときの自分に適しているか否か、プラスかマイナスか、危険か否かを感じ取っています。
それがニンジンのような具体的な形のある物であっても、塩や砂糖のような粉状のものでも、あるいはそれを水に溶かしたようなものでも変わりません。さきほど触れたように、この原理は近年はO—リングテストとして応用され、かなり複雑なことを判断できるところまで体系化されているのでよく知られていますが、以前は原理がよくわからないまま「筋肉テスト」と呼んでいました。具体的には、次のような方法で調べます。

たとえば、最も単純な方法を挙げますと、Aさんの生命に、Xという物質がプラスに働くかマイナスに働くかを調べたいとき、まず右手に何も持たずに、反対の左腕を真横に伸ばします（図5左）。そしてもう一人の人（Bさん）が、Aさんの挙げた左腕を上から押し下げようとして、それに対してAさんの耐える力（真横に腕を伸ばし続ける力）がどれくらいあるかを調べます。だいたいの強さをBさんが感じ取ったら、今度はAさんの右手に調べたい物質Xを軽く触れさせ、さっきと同様にAさんの挙げた左腕をBさんが上から押し下げようとして、その力がどう変化するかを調べます（図5右）。

何も持たないときより、Aさんの力が増強していれば、物質XはAさんに対してプラスに働くと判断します。逆にAさんの力が弱まって、Bさんが押し下げると前より簡単にAさんの腕が下がってしまう場合、物質Xはマイナスに働くと判断します。

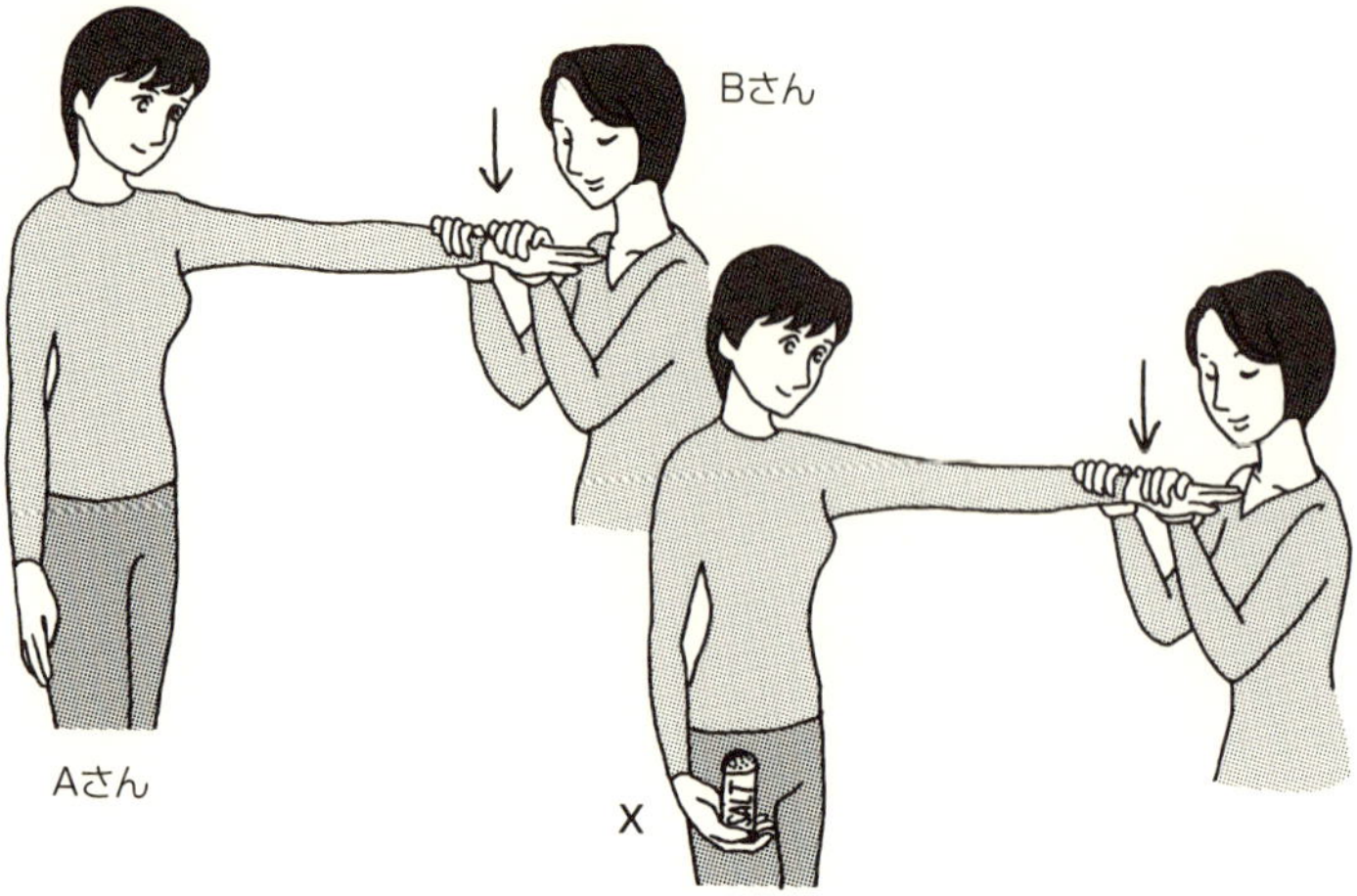

図5　筋肉テスト

実際に試してみると、同じ程度の重さや形状のもの、たとえば木製のコップとプラスチック製のコップを比較しますと、多くの人でプラスチック製のものを持たせると力が弱まるという結果が出ます。つまり同じコップを使うにしても、プラスチック製のコップより木製のコップのほうが生命にプラスに働くわけです。

私は生徒の方といっしょに、目隠しをしてさまざまな実験を行なってみました。砂糖や塩は、個人によってずいぶん結果が違っていました。自然塩と化学塩では、ほとんどの人が化学塩はマイナスに働くことがわかりました。また自然塩でもその量によってプラスに出たりマイナスに出たりします。

身につける宝石でも、このテストで自分に適しているかどうかがわかります。たとえば指輪をつけたときと外したときの両方で筋肉テストをすると、自分に合わないものの場合は明らかに力が弱くなるのです。宝石を選ぶ場合は、こうして調べていちばん強くなるものを選べばよいわけです。いつも嵌《は》めている指輪がその人にマイナスと出たので外してもらったら、頑固な首の痛みが消えたという人もいます。

からだは波動センサー

筋肉テストは、ほかの方法ではつかみにくい生命の情報が得られるということで注目されていましたが、腕の筋肉のような大きな筋肉では、同じことを何度もやっていると疲れるので、検査結果が不安定で信頼できないという欠陥がありました。そこで、手の親指と人指し指でO―リングをつくって調べる方法が開発されました。これは従来の筋肉テストよりも安定して検査しやすいという利点があり、大村博士によってさらに詳しく研究され、今日、世界中に普及しています。

たとえば、このテストの新しい展開である「イメージング」という方法を使えば、臓器にできた疾患がどのような形状でどこにあるのかがわかります。あとでCTスキャナー等で検査すると、その結果と一致するなど、かなり正確にからだの情報が得られることがわかっています。また医師が投薬する場合に、一般的な臨床データだけではなく、O―リングテストを使ってその患者に最適の処方を決める、といった使い方もされています。直接その人の「生命に聞く」のですから、適切な処方を判断するにはすぐれて有用といえましょう。

この方法は、近代的世界観を超えていく上でも多くの示唆を与えてくれます。それだけでもとても貴重です。これからもさまざまに発展・展開していくものと予想されます。

実は二十年ほど前に、沖正弘師が、いろいろな色の布を用意し、その布の色によってからだがどんな反応をするか、というテストをしたことがあります。そのとき私はこの種の実験を初めて体験しましたが、目隠しをして布の色が見えなくても、からだに触れさせるだけで、色によって自分の力が抜けたり強まったりするのに、とても驚いたことを覚えています。

そのときは自律訓練法の一環として教えられたので、その原理はよくわからなかったのですが、いまは「波動」という考え方で原理がわかってきつつあります。このテストが私たちに教えていることの一つは、私たちのからだはいわゆる肉体だけではなく、ふつうの知覚を超えた無意識下のレベルで、さまざまな細かな物質を常時感知しているセンサーでもあるということです。

「生命は何でも知っている」「生命は全能であり、神である」と古来から言われています。また第六感という言葉もあります。O―リングテストや筋肉テストをすると、そのような世界が実在することが実感としてわかります。直接触れなくても近づけるだけで反応が起きることや、視覚を使わなくても色に反応する、つまり色彩のもっている波長にからだが反応することから、私たちのからだが波動センサーであることが理解できます。

また、一切の物質は波動レベルで相互に深く影響しあって存在しており、独立して存在しているのではない、ということもわかってきます。たとえるなら、すべてが海という全体の中であちこちで生じている波のようなもので、波だけを海から切り離して「波がある」とは言えないように、私たちも全体の波動の中で存在しているのです。

「気分、呼吸、脈に聞け」

生命の声を聞いてものごとを判断するのに、生活ヨガでは「気分、呼吸、脈に聞け」、あるいは「生命の心が気分であり、生命の形が呼吸である」と教えています。氣のからだが無意識下でキャッチしていることは、筋肉テストやO―リングテストなどでわかる以外にも、「気分・呼吸・脈」に表れてきます。

東洋の医療法の伝統の中に、脈によって診断する「脈診」があります。ある程度訓練を積んだ人が脈診を行なうと、相手の今の状態だけではなく、過去のいつごろどんな病気をしたか、将来どんな病気になりやすいか、などがわかります。

以前、ダライ・ラマ法王の居住地であるインドのダラムサラを訪問したとき、数名の者がチベット医学の医師に脈診をしてもらったことがあります。そのとき、同行していたH氏は脈診だけで数週間前から痛めていた背骨の異常をぴたりと当てられてびっくりしていました。

ボストンで日本の鍼灸《しんきゅう》と真氣光《しんきこう》を普及する活動をされているK先生は、だれにでも脈診をわかりやすく指導していますが、私は適切な経穴に鍼《はり》を置くだけで（つまり刺さないで）、すぐ脈が変化して安定することを学びました。

脈診は微妙な感覚ですから、熟達した先生にうまく指導してもらわないと実際に行なうことは難しいのですが、気分や呼吸ならだれでもすぐにわかり簡単なので、大いに活用できます。たとえば自分の今の状態に適した動きをすると、すぐに呼吸が深くなります。ほとんどの人は多少なりとも肩を凝らしていますが、両手を組んで頭上のほうに手のひらを上向けてウーンと伸びをするようにして、パッと脱力しますと、すぐに呼吸が深くなります。また気持ちがよくなります。これは氣のからだのレベルでいうと、停滞していた氣が動きだし、氣流がよくなることを意味します。肉体レベルでは、筋肉のスジが伸ばされて、呼吸の邪魔をする縮みが取れて呼吸が深くなり、また、血行もよくなるのです。

気分・呼吸を指標とする方法は、単にからだのことだけではなく、心にどういう考え方をさせるか、心がどのように感じることが宇宙的に見て正しいのか、ということにも通じます。

「気分がいい、呼吸が楽」ということは、「生命＝神の喜ぶ」ことであり、宇宙的に正しいことなのです。怒りや不平・不満、憎しみ、嫉み、恨み、不安などの心を持ちながら、気持ちがいいという人はいないでしょう。そういうときは短く浅い息をしたり、ふーっとため息をついたりします。逆に感謝や愛の心、調和、平和の心を持つと気分がよく、呼吸も深くなってきます。

もし怒りの心が生じたら、よく自分を見つめて、その怒りが自分の勝手な見方から来ていないかどうか反省してみましょう。そうすれば、その怒りを自分の魂や心の成長に役立てることができます。

第二章　洗心と冥想の生活

1　洗心とは

心を清め、感謝の心をもつ

私たちは日常生活の中でシャワーを浴びたり風呂に入って垢を落とし、からだを洗う習慣をもっています。そうしなければ、皮膚にばい菌が繁殖しやすくなり、臭い匂いを発したり、またからだの汚れが心身を害することを経験的に知っているからです。だれでも、からだをきれいに保つのは自分の責任だということをわきまえていますし、入浴でリフレッシュすれば心身が爽快になり、日常生活が気分よく送れることも知っています。

ところでヨガでは、からだと同様に心もきれいに洗う必要があると考えています。これを「洗心」と言います。洗心とは、自分や他を傷つけ、害し、毒するような心を日々の生活の中でつくらないようにすること、またできてしまった汚れた心を洗い清めることを言います。具体的には、怒り、恐れ、憎しみ、恨み、妬みなどの感情や、自分さえよければ、という心などを少なくしていき、そうした心が起こらないようにしていくことです。

しかし、からだと同様に心をきれいに保ち、洗ってリフレッシュすることを習慣とし、それを自分の責任だと考えている人は少ないでしょう。なぜでしょうか。

その理由のひとつは、私たちは心という存在をからだをみるのと同じように客観的にみることができないので、自分で手入れする気持ちになれない、ということがあるでしょう。この意味では、洗心を実行するためには、冷静になって、自分の心を客観的にみる練習、すなわち冥想の練習が不可欠です。

第二に、たとえば仕事で心身がひどく疲れると、自分の仕事のやり方やからだの上手な休め方について工夫が足りないことを棚に上げて、仕事の内容そのものに過労の理由を求めがちですが、その場合はなかなか疲れがとれません。それと同様に、自分の心に起こった怒りや憎しみなどの原因を他者の中に見ている場合、洗心の心にはなれないのです。つまり、自分の中に原因を探すのではなく、他に責任をみて責める心があると、洗心はできません。からだにたとえれば、自分のからだが汚れたのは他人のせいだと決めつけ、自分では何もしないようなものです。自己反省の心、向上の心を育てなければ、洗心はありえません。

洗心はこのように自分の心を清めることですが、さらに積極的に、感謝の心をもつことが大切です。それも、自分にとって都合のよいときだけという条件つきの「ありがとう」ではなく、太陽や空気、水、動植物、地球、また父母や先祖など、あらゆるものに「活かされて生きている」という事実に気づき、一切に感謝する心で、自分の心を満たすように自己を育てていく練習が必要です。

人間がもつべき心の姿勢は、まず一切に対する感謝の心であり、さらに自分を活かしてくださり、与え守ってくださっているということに十分お返ししていない、報いることができていないという反省の心、懺悔《ざんげ》の心なのです。

感謝心と反省心

感謝心と反省心の二つの心をヨガでは心の基本姿勢と呼んでいます。その気になれば、心の基本姿勢はだれでもすぐに持つことができます。しかし、一時的に持てたように思えても、その後の生活の仕方によって、次第にその心の姿勢が崩れていきやすいのも事実です。与えられることに慣れるとそれが当たり前になり、感謝の気持ちもわいてきません。

中国に「井戸を掘った人々のことを忘れるな」という古い教えがあります。過去に大変な苦労をし、犠牲を払って掘られた井戸も、後世の人々にとっては最初から与えられたものであり、井戸を掘った経験がなければ、感謝の心もわきにくいものです。それ故、意識的に忘れないようにしなさい、という戒めなのです。

重い病気が治ると、健康になれたことに感謝し、ご飯がおいしくいただけるだけでもありがたい、もう飲みすぎや食べすぎはやめよう、イライラしたり、短気になるのはやめよう、としみじみと反省します。ところが、数年の内にふたたび以前と同じように、アルコールに溺れ、グルメに凝って、悪習慣の生活に戻ってしまう、あるいは短気な自分に戻ってしまう、ということはよくあることです。なぜそうなるのでしょうか。

それは、私たちの神経はマヒしやすい、という性質があるからです。与えられ、守られ、助けられて、「ありがたいなあ」と感じているのが正しい感じ方だとすると、そう感じていないのはマヒしているからなのですが、そのことになかなか気づかないのです。

断行・離行・捨行

古代からヨガではこうした心の性質をよく知っており、マヒさせないために、「意識的に逆の状態の訓練をせよ、それには断行《だんぎよう》・離行《りぎよう》・捨行《しやぎよう》を行なえ」と教えています。

典型的なのは「断食」です。断食は「断行」の一つですが、断行の意味は、意識的にさまざまな習慣を断つことによって、それにとらわれない自己を発見し創造することにあります。毎日毎日私たちは食べることを続けていますが、いったんそれを断ってみるのです。本来の断食の意味は、このように精神的なことを中心としていますが、食事の習慣を意識的に断つことで、まず「食」とは何かに気づかせてくれます。食べないことを意識的にやってみると、逆に食べることの意味が見えてくるのです。

それまで「食べたい」という欲望を前提にして、どんな料理がうまいか、栄養があるか、それはよい食物か、といった次元で食生活を考えていたのが、「食べる」こと自体、心身にどういう意味をもっているのか、といったことが感じられ始め、従来の次元を超えたレベルで物事をみることができるようになります。

乳児に食物をあげるとき離乳食から始めるように、断食後は、消化吸収という作業をやめていた内臓のために、復食というとても軽い食事から始めます。このとき、スプーン一杯のお粥《かゆ》が、ぐっと自分に力を与えてくれたり、ものすごくおいしく感じられ、自分は生かされている、という実感が味わえます。こうして断行を通じて自分の生命と出会い、また、食物の生命と出会います。自分の生命全体で感じ、行動するという基本の在り方を取り戻すことができるのです。

「離行」というのは、自分が慣れている立場や環境から意識的に離れてみて、これまで気づかなかった自分に与えられていたもの、身についていたものに気づき、より正しい生き方に役立てようとすることです。親元を離れて初めて親のありがたさがわかるとか、海外生活をしてみて初めて自分が日本人であることを自覚し、また外国人の目で見た日本人全体の特徴に気づいたりしますが、これを意識的に行ない、自分の無意識の偏りや囚われに気づき、自己を正していくのです。

「捨行」もよく似た行ですが、自分の地位や持っているものを意識的に捨てることによって初めて気づく世界があります。社長や先生を長年やっている人は、その立場や地位によって与えられているものに気づかない、ということがよくあります。ある社長は、まわりの人に敬意を示されていたとき、それを当然と思い、自分が尊敬されているものと思っていたのですが、会社が倒産した途端、まわりの人の態度ががらっと変わったと言います。社長という立場に対して敬意が払われていたのであり、その人の人格に対してではなかったのです。自分の地位や所有しているもののために傲慢になり、それが無意識に与えている影響や自分が得ているものに気づかないことも多いのです。虚栄の心であるプライドを捨てなければ、実際の学び、実力が育たない、ということもあります。

断行、捨行、離行はいずれも、人間は横着で傲慢になりやすいものだ、という反省から生まれた自覚のための行です。

下座行と奉仕行

猫背の人が意識して背筋をのばしても、すぐ元に戻って猫背になりますが、どうしてでしょうか。それは姿勢が呼吸に支えられていないからです。心はからだの姿勢を指示できますが、その姿勢を保つのは呼吸です。深い呼吸をしていれば、正しい姿勢は自然に保たれるようになっていきます。同様に、心の姿勢である感謝心や懺悔心、反省心は、心の呼吸である「下座行」と「奉仕行」を行なうことで自然に保たれるようになってきます。

それ故、ヨガでは感謝心・反省心を積極的に保つために、下座行・奉仕行を行なえ、と教えています。たとえば私たちは、お金を出して食べ物を買うとそれが自分の所有物になったと思います。そして食べて当然のように感じます。下座行とは、常に自分以外を上座に置き、自分の心が上座になって汚れやすいのを浄化する行法ですが、食べ物なら「自分のものだから食べて当然」と思うのと逆に、食べ物を尊敬する立場に立ち、食べさせていただくという気持ちを意識的にもつのです。あるいは食事をしない日をつくります。それを日常生活で続けていると、感謝心が本物になってくるのです。

また、親は子どもに対して上座になりやすいものです。「おまえはだれのお陰で大きくなったと思っているのか」などと言っている親がいます。確かに世俗的な面では、子どもは親のお陰で育つのですが、精神世界から言うと、親も子どものお陰で、親の心を養えるのです。子どもに学ばせていただくという下座の心がないと、子どもからの学びによって精神的に成長できるチャンスを活かすことができません。

奉仕行は、報いを求めないで、無条件の心でさせていただくことをそのまま喜びとする練習です。感謝心や反省心を一時的にもつことはだれでもできますが、私たちはすぐに与えられることに慣れてしまうので、その心を維持するのはむずかしいものです。私たちの日常社会においては取り引きがふつうですから、単にこの社会で生活するだけでは、報いのない行為の実行は困難です。しかも、この社会では必ずしも自分の思ったように報われないこともしばしばあるので、あれだけしてやったのにお礼の一言もないとか、飼い犬に手を噛まれたとか、不平・不満・怒り・責めの心が起きてしまい、感謝・反省の心の姿勢が狂ってしまいます。どのようなことでも社会へのご恩返しの心で取り組み、させていただくことを喜びとするにはどうしたらいいでしょうか。私は、心の呼吸行法である下座行と奉仕行を心がけることで、心の姿勢を保ち、正しく感じ、考え、行動できる基盤を作ることが大切だと思うのです。

2　戒をもつ

古代の智慧に学ぶ

釈尊は、今から約二千五百年前に生きられた方ですが、ヨガを行じることで洗心し、悟りを開かれた人としてよく知られています。この場合のヨガというのは、一般に考えられている体操のようなヨガではありません。「ヨガ」はサンスクリット語で「結ぶ」という意味で、この場合、神・聖なる心と自分を結ぶ、ということです。釈尊は、そのステップの一つである「禅定《ディアナ》」などの冥想を行なわれたのです。

釈尊に限らず、当時のインドでは、出家者はみな何かの行を行なって洗心し、苦の世界を解脱して彼岸に渡ること、あるいは神と一体化することを目指しました。今の自分の生活を続けていては、神様の心にほど遠く、悟りを得ることはあり得ないので、神に一歩でも近づくために、今の自分の身についている習慣の何かを止め、また、自分を向上させる行為を意識的に行なったのです。

当時のカーストの最高位はバラモンという司祭で、「聖なる者」であるバラモンにはその家柄の出身者しかなれず、その行も非公開でした。ですから、一般の階級の出身者が「聖」に近づくには、他のさまざまな行に取り組むしかなかったようです。どのような出家者であれ、精神的な向上のためには、まずは師匠《グル》につき、それなりの規律に従って「行」を行なうしかなかったのです。こうした行の基本となったのが「戒」です。

古代の人たちにとっても現代に生きる私たちにとっても、人間として生きてゆく上で行なってよいこと、よくないことは、時代を経ても大きく変わってしまうわけではありません。しかし、その意味する内容は、時代に応じて多少なりとも変化するので、それを幅広く理解し、自分自身の生き方に取り入れれば、大きな果実がもたらされます。

「戒律」というと難しそうに聞こえますが、「律」が他律的な規範とすると、「戒」はもっと自主的なもので、積極的・自発的に、よいことを行なう、よくないことを行なわないと誓い、実行することです。「戒」は今の自分の心を洗い清め、向上させてゆく行為で、業《カルマ》に支配された生活をやめ、意識的によりよい生活を送るのに大いに役立つのです。これから述べる古代の教えを参考にして、自分の「戒」を作り、実行してみてはいかがでしょうか。

不殺生・非暴力

仏教やジャイナ教など古代のインドに起こった宗教や、そのもとになったヨガと呼ばれた宗教的修行法において、「戒」の最も代表的なものは、サンスクリット語でいう「アヒムサ」(Ahimsa)です。アヒムサはヒムサ（殺生・暴力）という言葉に「反・不」を示す「ア」がついたもので、日本では「不殺生・非暴力」と訳されていますが、実は大変深い意味をもっています。

「あらゆる生き物には、私たちと同じように生命があるのだから、無闇に嫌ったり殺したりしてはいけません」というふうに、子どものころ、親やまわりの大人から聞いて育った人も多いでしょうが、これがアヒムサの教えです。釈尊の教えも根本にはアヒムサがあります。当たり前のことのようですが、実際は自分の行動の原理になっていないのが実情です。

たとえば、台所でゴキブリを発見しようものなら、大声をあげて叩き殺そうとする人がいます。蚊が飛んできたら追い回し、手のひらでパチンパチンとはさみ殺そうとします。台所をゴキブリを呼び込むような環境にしている自分のことは棚に上げて、ゴキブリは悪いものだ、敵だ、と決めつけて振る舞っているのです。蚊は、殺さなくても、外へ追いやればすむのですが、痒いのが嫌だからと、自分の都合だけで平気で殺しているのです。

また、私たちは車に乗ることによって毎日たくさんの小さい生命を奪っていることに無頓着ですし、排気ガスで空気を害し、樹木をいじめ、死に追いやっていることを、真剣に反省したりしません。ティッシュ・ペーパーやトイレット・ペーパーをバンバン使うことで、樹木の絶滅に加担しているのは明らかですが、その生活を変えようとはしません。

こうしたことは、言いだしたらきりがありません。私たちは現在の物質文明を中心とした生活を続けることで、意図しないで必要以上にたくさんの生命を犠牲にしています。そしてその結果、地球全部の生命を危うくするようなことを、毎日毎日しつづけているのです。

自分の行為の影響を常に意識

世界最古の宗教と言われるジャイナ教の長老派の出家僧は、約二千五百年前の原始仏教の時代とほとんど同じ生活をいまも続けている、と言われています。

私はその生活ぶりを知りたくて、十数年前にインドを訪問したことがあります。そしてジャイナ教の出家集団の生活ぶりに接してみて、それまでよく理解できなかったアヒムサが、たいへん深い思想であることを知ることができました。

ジャイナ教は仏教によく似た教えですが、戒律がたいへん厳しいことで有名です。釈尊と同時代のマハーヴィラが中興の祖としてよく知られています。

彼らは、マハ・ブラット（偉大な戒）といわれるいくつかの戒を守って生きています。彼らの戒の中心になっているアヒムサの実行ぶりから、戒を持つことの意味を汲み取り、私たちの生活を見直してみたいと思います。

ここで彼らの生活の一端を紹介してみましょう。出家者の生活の中でまず驚いてしまうのが、乗り物に乗らず、裸足で、一年に数千キロもインド中を歩いて布教して回っているということです。なんと時代遅れの人たちだ。今は自動車や飛行機でこんなに速く世界中を布教して回れるのに、いったい何を考えているのだろうか。時間の余裕があればそれだけ多くのことができるのに……と私たちは思いやすく、彼らは、戒律に縛られた頭の古い頑固な人たちに見えます。

ところが出家僧たちは、馬車にしろ自動車にしろ、乗り物に乗るとそれが他の小動物の生命を害

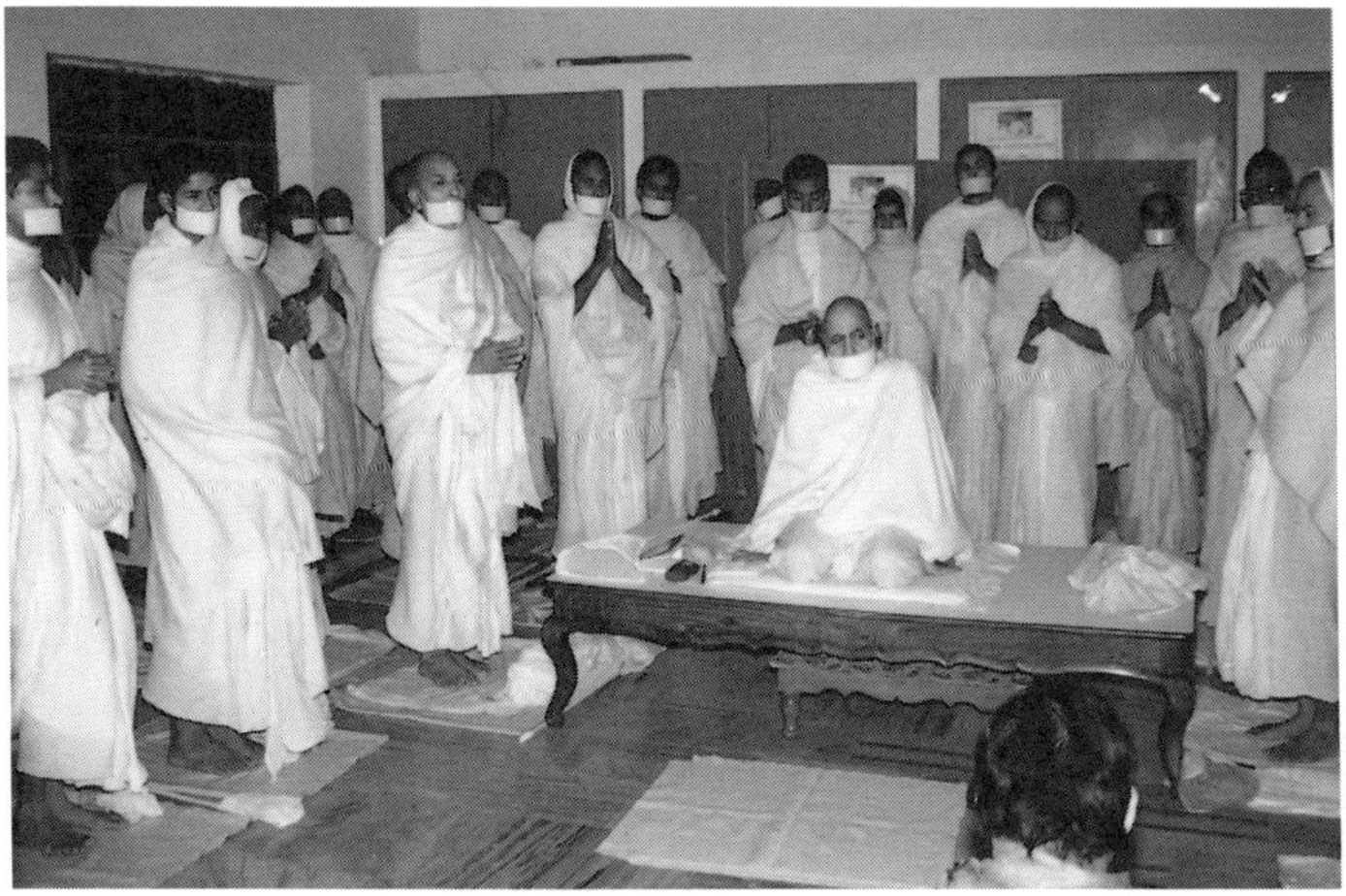

図6　ジャイナ教の僧たち（撮影：坂本知忠）

したり殺してしまうことを本気で恐れているのです。彼らはいつもほうきを持って歩いていますが、それは、気づかずに小さな虫たちを踏み殺さないように、横へ払うためのものなのです。

寝るときもベッドで眠ることはなく、提供された信者の家などに布を敷いて横になりますが、そのときも小さなほうきで虫をそっと横に追いやって、自分のからだの下敷きになって殺してしまわないようにしてから寝ます。

彼らは風呂に入ったりシャワーを使うこともせず、スポンジのようなものに水を含ませ、水をとても大切にしながら、からだを拭っています。彼らにとっては水もわれわれと同じ生命を持っていて、水を必要以上に使うと、水を殺してしまうことになるのです。洗濯も水を最小限しか使わないですむように、徹底して工夫しています。

もちろん、私たちは彼らと同じように暮らすことはできませんし、その必要もないでしょう。しかし、彼らがアヒムサの戒の実行を通じて、常に自分の行為がまわりに及ぼす影響をしっかり意識しようとしていること、無自覚に他の生命を殺してしまわないように心掛けていることは、物質文明の弊害を超えて新しい時代の生き方の原理を考えていく上で、大きな示唆を与えてくれるのではないでしょうか。

3　神様の喜ぶ生き方

自分を冷静に見直す

戒を持つことで、生活をより意識的にすることの重要性に触れましたが、この点をもう少し考えてみましょう。というのは、私たちはあまりにも無自覚に他を殺生していると思うからです。

一昔前ならば、ミンクなど高級な毛皮のコートを着ることや、象牙の印鑑を持つことは憧れであったかもしれません。いまそれらを持っている人は、それを購入したときの意識を思い返してみてください。きっといろいろなことに気づくでしょう。

たとえば、自分がそれを欲しいと思ったのは、お腹が減ったから何か食べたいという自然な欲望と違って、社会的に作られた欲望で、それがなくても私たちは生きていけるという質の欲望であったことに改めて気づくのではないでしょうか。また、毛皮や象牙がどのようにして採取されるのか、殺される側のミンクやゾウなどの動物のこと、その家族のことなど考えもしなかったことに思い至るはずです。

もし、ミンクが殺されて毛皮が剝がれたり、ゾウが殺されて牙を抜かれる現場を見たならば、だれでも心が痛むに違いないでしょう。しかし巧みに加工されて製品になった姿だけ見ていると、そうしたことに気づけなくなってしまうのです。

もちろん、ミンクやゾウだけではありません。私たちは、調理された肉料理を見ると「おいしそうだ、食べたい」と思い、美しくデザインされた毛皮を見ると「手触りがよく高級そうだ、手に入れたい」とつい考えてしまいます。このように、自分中心の欲でものを見ていると、目の前に現れた現象の奥にある事実の相にまったく気づけなくなってしまいます。もし、そのとき想像力を働かせていたら、食欲が減退し、購買意欲もなくなってしまうかもしれません。

このように、私たちは常に、自己中心的な感情や欲望と、自分に都合のよい論理で、一方的に物事を計っているのではないでしょうか。そういう気持ちで自分を謙虚に冷静に見直す態度をもつことが必要です。

先ほどジャイナ教の僧の例を挙げましたが、「他の生命を絶対に無駄に殺すようなことはしない」と誓う彼らは、いまも口にマスクをし、手にほうきを持ち、乗り物に乗らず裸足で歩き、乞食・托鉢でその日の食事を得ながらインド中を歩き、アヒムサの実行による平和世界の実現を説いて回っているのです。ほうきを持ち、乗り物に乗らないのも、生き物を殺さないためですが、マスクをするのも、口の中に飛び込んできた小さな生き物を殺さないためで、同時に暴言や無駄口を戒める意味もあるようです。食べ物は野菜類や穀類でできたもので、贅沢とはほど遠い、必要最小限の食事のみが許されています。

このような生活で実際どれだけの生命が救われるのだろうか、といぶかる人もあるかもしれません。しかし私は、彼らが常に自分の一挙手一投足に意識的になって注意深くしていることや、自分の欲や便宜のために他を害さないことを心がけるという生き方には大いに学ぶべきことがあると思うのです。

つまり、自分のいたらなさをよく自覚し、意識できる世界を広げるためには、私たちは常に自分の行為の結果が他にどのような影響を与えるかをよく見る必要があり、また目の前に現れているものの奥にある別の姿を想像する力も必要なのです。

神様の喜ぶ生き方

「生き物を殺すな」といっても、植物であれ動物であれ、私たちは他を殺さないでは生きていけないのが宿命です。食べ物は、どんなに加工されて原形を留めなくなっていても、もとは生き物です。そういう意味では、本質的に、他の生命の犠牲の上に自分たちの生命が成り立っているという事実を、私たちははっきりと自覚しなければならないでしょう。

車に乗ったら、地面を歩く無数の小さな生き物を殺してしまっていることは間違いありませんし、それだけでなく、空気を汚し、結果として自他の生命を害しているという事実に気づくことが重要です。そしてさらに広く深く物事を見たとき、私たちの生命は他の一切の犠牲の上に成り立っているのだ、それらによって生かされているのだ、と感じることが大切です。

ですから、私たちにとっての古代からの智慧、釈尊も強調されたアヒムサの教えとは、単に他を殺さないように気をつけるということではなく、次のように整理されるでしょう。

まず第一に、他の一切に対する感謝の生活が、アヒムサの実行です。

第二は、可能な限り犠牲を少なくして、何ものも無駄にしないこと。そして一切を大切にし、愛し活かすことです。

ご飯をいただくことを例にあげれば、お米そのものの生命に感謝し、また、お米を育ててくれた太陽や地球や水や空気、そして農家の人々、さらにそれが食卓に届くまでにかかわった多くの人々に感謝することです。その上で、無駄なくよく吸収されるようにお腹を空かしてからいただく、姿勢を正してよく嚙んで味わっていただく、お米にいただいたエネルギーを他の生命にとってよいことに使うよう心がけることが大切です。それが犠牲になってくれたお米の供養にもなります。

自分の心やからだははたして自分のものと言えるのでしょうか。よく考えてみると、自分のものではなく、父母および祖先全部から、また他の一切のおかげで生かされて生きている生命なのです。ですから、自分勝手に使って傷めてもよいものではありません。

食べすぎてお腹をこわすのも、からだの間違った使い方で腰を傷めたり、肩を凝らしたり、頭痛をおこすのも、心に不平・不満・怒り・憎しみなどをもち、心身に心毒を流すのも、自分に対するヒムサ（殺生・暴力）であり、本質的に他に対するヒムサと同じことです。

ですから、いたらない自我を洗心し、自他を殺さない生き方、すなわちアヒムサの教えを守るということは、同時に、自分に与えられた能力をしっかり伸ばし、自他にとってよい生き方をすることでもあります。そして、神様の喜ばれるような、他の生命一切に喜ばれるような生き方をすることこそ、アヒムサの教えの実行なのです。

4　洗心の智慧

「戒」の実行

古代から人間として生きていくのに、何がよいことか、正しいことかは、たくさん教えが残っています。よい教えは、無数といってよいほどあります。しかし、どれだけよいことを教えられても、それだけで自分が精神的に向上するわけではありません。知識として得ても、実行を伴わなければ智慧にはならないのです。

東京にいて大阪の情報を手に入れることはできますが、実際に自分が東京を離れて大阪に行かなければ、大阪に住んだことにならないのと同じように、自分がよりよい精神世界に住むためには、物質中心と自己中心の心を捨てなければ始まりません。そして自分が精神的に向上するためにいろいろな物事が与えられているのだ、という原点からすべての現象を理解するように努め、常に自分の感じ方、考え方をふりかえる必要があります。

また、よいと思われることを意識的に実行し、身につけていくことが大切です。そのためには、何か自分で戒（誓い）をつくり、実行することです。たとえば、「私は今日一日、不平・不満・悪口を言わず、ありがとうを十回以上言います」などです。

教えや気づきを実行するか否かが問題です。古代からヨガがいちばん大切にしているのは実行することであり、知行合一、言行一致です。ヨガという言葉自体、本来、よいことと自分を結ぶ、よいことを身につけるという意味なのです。

釈尊の教え

釈尊をはじめとして、いわゆる宗教の開祖は、求道のヨガ、すなわち神または宇宙法則と自分を結ぶための考え方を悟り、そして実際に結ぶという行為を必ず行なっています。この行為を「行《ぎょう》法《ほう》」と言います。

このときの「神」とは、よいこと、正しいこと、真実などと同じ意味で、何か特別の神を指しているのではありません。また行法とは「自然法則にのっとった行ない」のことで、必ずしも「断食」や「滝行」など、特別の意味をもたせた行為を意味するのではありません。

今もインドには、われわれの常識では考えられないこと、たとえば「右手を三十年間上げっぱなし」とか「数メートルも爪を伸ばしっぱなし」という「行」（？）をやっている人がいます。しかし、これらは本当の「悟り」につながるものではありません。

釈尊は悟りをひらかれる前に「断食」を行ない、骨と皮だけのような状態になってほとんど体力を落としていたところ、近くの百姓の娘が差し出した「乳粥《ちちがゆ》」を飲んで元氣を回復し、極端な行を行なうことの誤りを悟られ、「中道」を歩むことが正しいとされた、と仏教では教えています。これは、苦行のような特別なことをすると、それによって特別な状態（たとえば、超能力など）が得られる、という錯覚を戒めているのです。

この場合、釈尊は「断食」自体を頭から否定されたわけではなく、「断食」をすれば「悟り」が得られるとか、特別の「行」を行なえば特別の人間になれるとする虚妄に引っかかるな、と戒めておられるのです。

つまり、日々の暮らしの中で、毎日の生活をより正しくすることがもっとも大切なのであり、実生活を離れて特別の行為をすることに何かの鍵があるのではない、ということを釈尊は教えてくださっているのです。

悪循環を断ち切るには

よいと知っていてもできなかったり、三日坊主に終わったり、「わかっちゃいるけどやめられない」のが、よくある人間の姿です。これは、身についてしまっているものの力、習慣化したものの力がたいへん強いことを意味しています。この習慣化した、自己にとってよくない行為や思いなどを「業《カルマ》」と言います。業に支配されたまま生きるか、業を浄化してレベルアップした生活に入るかは、自分次第です。とは言え、タバコにしても、お菓子の間食、あるいはお酒にしても、やめたほうがいいと思っても、なかなかやめることができません。長年の間やってきたことは、それがその人の中で何かの役割を果たしており、意識の層では「よくない」と判断しても、無意識層ではそれを求めているのです。いわば、ひとりの人の中で、二つの勢力が主導権争いをしているのです。

こういう場合は、無理なやめ方をしないことです。たとえば、何十年もタバコを吸っていた人が、「タバコが悪い！」と頭で思って急にやめると、半数近くの人が大腸潰瘍《かいよう》などのストレスによる異常現象を起こす、という医学データも出ています。その人がまたタバコを吸い出すと、潰瘍症状が消えるのです。つまりタバコがその人にとって日常的ストレスの解消に役立っていたのですから、その人の無意識層はやめたくないのです。だからといって、「タバコは自分に必要」と決めつけてしまうのも間違いです。

こうした悪習慣をやめたいときは、まず「タバコさん、ありがとう、お役目ご苦労さん」という気持ちを持ちます。そして、そのことを横に置いておいて、何日先か何ヵ月先にやめる目標を設定し、「何か別のよい習慣を始める」ことから手をつけるのです。

たとえば、毎朝早起きをして三十分の散歩を始めると、その行為がストレス解消の役目を担い始め、その人の「心の動き」を司っている神経回路に、新しい回路ができてきます。その結果、悪習慣をやめてもよいようにからだの準備ができあがってくるのです。そうしておいて、目標の日が来たらピタッとやめれば、無理なくやめられます。それ故、昔から、悪習慣を止める「禁戒」と、よい習慣を行なう「勧戒」はセットとして教えられてきたのです。

現代は科学技術が発達し、釈尊の時代とはかけ離れた文化生活をしているように思われます。しかし、人間そのものの心理や生理の構造は、昔と変わってはいないのです。古代から生きつづける洗心の智慧には、学ぶべきことがたくさんあります。

5 無所有の戒

無所有の生活

ジャイナ教の出家僧の人たちに接したことは、私にとってとてもよい勉強になりましたが、とりわけ彼らの無所有の戒からいろいろなことを考えさせられました。

ジャイナ僧は、基本的に無所有を実行しています。無所有の戒は出家者にとって基本的な戒です。釈尊も二十九歳のとき、王子という地位を捨て、妻子も捨て、そのほか持っていた物すべてを捨て、俗社会の所有関係を意識的に絶ち、「沙門」（自由人）の立場で、道＝真実の生き方を求める求道生活に入られました。

仏教もジャイナ教も解脱《げだつ》、すなわち一切のとらわれや苦からの解放を修行の目的としているので、執着やとらわれの元となる「私」や「私のもの」という観念やそれを生み出す物質から離れる方法として、まず無所有の戒を実行し、まことの自由・無・聖なる状態へ近づこうとするのです。

ジャイナ教の九五％を占める白衣派で長老派の僧は、二枚の白い布、托鉢《たくはつ》用の椰子《やし》の実で造ったおわん、そして例のほうき、持つことが許されるのはこれだけです。これだけの物でどう生きるのかというと、その仕組みは次のとおりです。

人間が生きていくのに必要な「衣食住」のうち「衣」は、上記のように二枚の布を交互に洗濯して使います。これは僧の階級で変わることはなく、最高位の人でも新人の僧でも同じ白い布を巻き付けて使っています。また夜は二枚のうち一枚がかけ布になります。日本に比べて暖かい所なのでそれも可能だと思われるでしょうが、私たちの訪問した十二月の夜はとても寒く、慣れているとはいえ大変なことだと思ったものです。私たち日本人はお客さん扱いだったのでベッドと薄いフトンをもらって寝ましたが、気温が摂氏一〇度に下がる夜に、僧たちはベッドや布団もなく、地べたの石の床に寝ていました。

食事のほうは、すべて托鉢でその日の糧を得ます。僧たちは「食べるための生活」から解放されていますが、その分、自らを「聖」化することに励まねばならないのです。毎朝一回托鉢に出かけるのが日課になっています。

日本では托鉢というとお鉢にお米やお金を入れてもらうのがふつうですが、本来の形は「乞食」のためで、寄進してもらうのは食物だけです。お金に触れることも、食物以外を受け取ることも禁じられていて、托鉢に行った家の食事の一部を少し分けてもらうことしか許されないのです。

一軒の家から少ししかもらってはいけないので、何軒も回ってやっと一人分の食事になります。また、托鉢でもらった食べ物はいったん集めて僧の集団で分けあって食べます。自分だけで食べてはいけないし、また翌日に持ち越すことも貯蔵＝所有につながり俗化の元になるのでいけないことになっています。もし托鉢で食事があたらない場合は、当たり前のように断食をします。托鉢・乞食で生きていけないなら、僧の資格はないのです。

法施《ほうせ》と物施《ぶっせ》といいますが、法施は俗社会に生きる人たちに僧が法（真実）についての話をするなどして「法＝聖」なるものを差し上げること、物施は、逆に一般の人々が僧に物（食べ物）をお返しすることで、これが聖俗の役割分担が制度としてある社会の原型なのです。

「住」については、僧たちはまさに「出家」というように家などないし、この派の場合は寺も持ちません。彼らは原則として「遊行」（常に動いていく）していなければならず、十数日以上一カ所に留まることは戒律で禁止されているそうです。一カ所に長く留まると、それが徐々に所有することにつながり、結局は俗化することになってしまうからです。ただし、この派の場合は信者の集団が信者用の研修施設をつくっていて、その一角に僧たちが遊行で回って来たときに使う部屋を設けています。

閉まらないドア

僧たちはその部屋に入ることはありますが、決して部屋のドアを閉めません。信者が相談に来たらいつでも会わねばならないからです。また部屋を閉めることは隠すことにつながり嘘が生まれるからです。「聖」には、隠すものがあってはならないのです。また、俗社会への貢献・法施のために存在するのが僧であり、俗社会なしに僧の集団もあり得ないのです。原始仏教の時代に、釈尊は、乾期には布教に動き、雨期には雨安居《うあんご》と呼ばれるように数カ月間一カ所に留まり修行しましたが、この僧たちは今も同じ形式を守っているのです。

私たちの社会は、物や財産、地位、特権などがあふれており、それゆえに奪い合いが起こり、また逆にそれを守るための行為も必要となります。大きな財産をつくっても、それで幸福になるわけでもないし、それを持って死ねるわけでもないし、へたに財産を残すと、子の世代の争いの種になったりします。財産や物や権力を持つことが、心が不自由になる契機となることがどれほど多いかは、あらためて言うまでもないでしょう。

自分が働いたお金で手に入れたのだから「私の物だ」と思ってしまいますが、本当にそうでしょうか。たとえば食べ物にしても、それが仮に人間が栽培した野菜であれ、養殖した魚であれ、だから人間のものだといえるでしょうか。

土地はどうでしょう。だれか人間が「これは私の土地だ」と言える土地が地球上に存在するのでしょうか。土地はそこに生えている樹木のものなのではないでしょうか。樹木にはそのような権利はないと人間が勝手に決めつけていいのでしょうか。そこに生えている雑草も、そこに生きている虫たちも同様です。

他の動物は、自然から与えられたからだだけを使って生きています。何万年もの昔から、同じ海岸の砂浜に産卵にやってきていた海亀が、海岸の汚染や破壊のために絶滅の危機に瀕していますが、人間は海や砂浜さえ勝手に自分たちのもののように考え、振る舞っています。

ジャイナ僧たちは、樹木にも草にも神を見て、その生命を尊重し、勝手に殺したり、奪ったり、所有することはありません。

宇宙から預かった心とからだ

私たちは、必要最小限のものだけで生きようとすると、本当に必要なものは何かに気づきやすくなります。また、すでにあるものを活かして使うことで、ないものの代わりをするための工夫も生まれます。物を大切にする心、そして物が単に物ではなく尊いものであり、私たちはそのお陰をこうむって存在していることなどを感じるようになります。やがて、自分に与えられたもの、たとえば心やからだも本当は自分のものではなく、公のものであり、公のために使わせていただくのが筋であることに気づいてくるのです。

五十数億の人間がこの世界に現存していますが、二人として同じ人はいません。顔かたちばかりでなく、感性や考え方など、一人一人が違った個性を与えられて生まれてきています。そのことに気づくと、自分の個性を精いっぱい開発して、全体のために使わせてもらう生き方こそ本道であることがわかります。

ほかの人や全体の中に活かされている自分を見たとき、自分の心もからだも「生まれさせてもらってよかった！」と生きがいを感じます。そういう生き方を実践するために、私たちは宇宙から、そして神様から心やからだをお預かりしているのであり、すべてのものを与えられているのではないでしょうか。

6　統一体

心身一如

「洗心」というと取り組むのがむずかしいように思われるでしょうが、まずからだから入ると入りやすいものです。心もからだも「心身一如《しんしんいちにょ》」といわれるように、共通の生命の原則のもとで働いています。ですから、からだの姿勢や動作を入り口として、「洗心」に入っていくことができるのです。

ヨガでは、自分を高めていくためにもっとも基本となる三原則があります。それは、正しい姿勢をすること、深い呼吸をすること、リラックスしながら集中した心でいることで、これを「三密《さんみつ》」と呼んでいます。

からだの姿勢や動作には「正しい」状態があります。といってもそれは「キオツケ！」という号令で指示されるような軍隊式の姿勢や、見た目に格好がいい動作ではありません。正しい姿勢・動作とは、心身の持っている能力が自然に確実に発揮されるものです。長時間そのままでいるとからだのあちこちが痛くなったり凝ってしまったり、余分な緊張や弛緩があると、正しい姿勢・動作とは言えません。

つまりからだの各部分に無理が生じず、バランスの取れている姿勢・動作が正しい状態なのです。こうした姿勢・動作のときには、心の状態も自然に整っているのです。さらに言えば、正しい姿勢を抜きにしては、正しい心の状態にはなれません。このことを昔の人は「威儀即仏法」と表現しました。

正しい姿勢、正しい動作

正しい姿勢、正しい動作について具体的にお話ししてみましょう。

たとえば、自分の体重ぐらいある重いものを持ち上げるとします。重量挙げに使うバーベルなどを想像してください。そのとき、大きく分けて二つの持ち上げ方があります。一つは、上半身だけ屈めてそれを握り、膝をのばしたまま持ち上げようとするやり方です。もう一つは、膝を曲げて腰を下げ、脚の力も使いながら持ち上げる方法です（図7）。

実際やってみればよくわかりますが、前者のやり方では、後者ほど重い物を持ち上げることはできません。後者の持ち方で一〇〇kg持ち上げられても、前者のやり方ではその七〇～八〇％も上げられず、また腰を痛める危険性もあります。

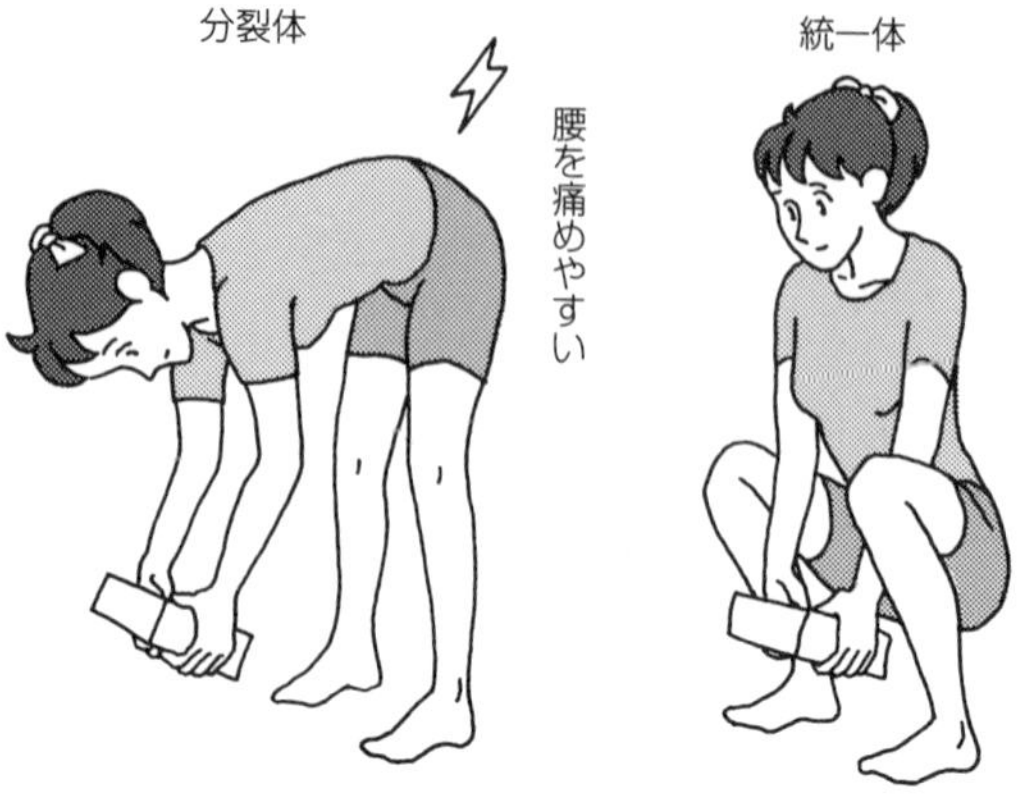

図7　重いものを持ち上げるときのやり方

この二つの動作をよく検討してみると、前者の場合は大きな筋肉である大腿部《だいたい》の筋肉があまり使われず、重量が腰部の一カ所に集中してかかっています。つまりからだの各部分が重い物を持つことに協力できず、一部分にばかり負担がかかる「分裂体」の状態です。正しい姿勢・動作はこの逆で、全身が目的にかなうよう統一されて、からだの各部分が協力しあっている「統一体」の状態なのです。

ふだんから統一体でからだを使う練習をしていれば、いざというときにも思っている以上の能力が発揮されるようになります。また、からだは軽くて気持ちがよく、同じ程度のことを行なっても疲れにくいのです。

正しい姿勢は、氣や呼吸の面からみると、深い呼吸ができる姿勢とも言えます。「キオツケ」の姿勢は、見た目にまっすぐなよい姿勢に見えても、肩首や胸が過度に緊張して深い呼吸ができません。余分な緊張が上半身にあると呼吸筋がよく伸縮できず、全身的な気不足・酸素不足の状態になります。そのため、その姿勢を長く続けられないのです。

古来、正しい姿勢を「上虚下実《じょうきょかじつ》」と表現していますが、これは上半身は「虚」＝よく広がった状態で緊張がない、下半身は「実」＝締まった状態で力が充実していることで、この状態のときは自然に深い呼吸ができ、気分もよく、心も自然と落ち着いてきます。生命が喜ぶ状態が「正しい姿勢、正しい動作」といえるのです。

心の正しい姿勢

心にも正しい姿勢があります。その姿勢で物事にあたれば、無理や無駄がなく、心の各部分が協力し、本来のもてる能力が発揮されます。それは同時に、心に凝りや執着ができたり、心の痛みがない姿勢でもあります。

その第一のポイントは、心を重層的に見て、各層、各部分が統一され、協力できる状態にすることです。たとえば、何かを行なうにしても、やる気になっている時とそうでない時とでは心の力の発揮のされ方がまったく違います。無気力の状態で物事を行なうとすぐ疲れてしまうことは、だれでも経験的によくわかるでしょう。

感情のレベルでも、三度の飯より好きという状態でことにあたるのと、いやいや行なうのとでは、心の力の出方はまったく異なります。また、何の予備知識もなく不安なままで取り組むのと、ある程度わかった状態で安心して取り組むのとでは、また違う結果が出てきます。

つまり、物事に取り組む際の心の姿勢のポイントは、心の各部分が協力できるように、「そのことがやりたくて行なう状態」で心を使う、ということです。この時には、余分な緊張もなく、心の働きが自然に発揮しやすくなるのです。

感謝の心と懺悔の心

からだの正しい姿勢とは、気分がよくなる姿勢であり、呼吸が深くなる姿勢です。悪い姿勢の場合、気の流れや血行も悪くなり、各部の細胞も酸素不足になったり、栄養が行かなかったり、邪気や疲労物質がたまったりして、その結果、気分も悪くなります。悪い姿勢を続けると、からだの各部分の細胞も生き生きできず、血液も浄化されないので、自分で自分を毒しているともいえます。

心の正しい姿勢は、気分がよくなる心の状態で物事にあたることです。それは「この生命は授かったもの」というもっとも基本的な事実に立脚したあり方です。すなわち、自分は父母や祖先、兄弟や友人、太陽や地球や水や植物など、他の一切のお陰で、いま生かされて生きているのですから、「ありがたくてありがたくて仕方がない」という心がすべての心に先立つような心のあり方です。つまり、どんなことが生じても、まず「ありがとう」と思う態度です。

心が感謝の気持ちで満ちてくると、癒しのホルモンも自然にたくさん出てきて、心身ともに異常や病気がなくなってきます。現実には、うれしいことや楽しいことばかりでなく、怒りたいこと、悲しくなること、さびしくなることが起きてくるのが人生です。また、そのとき、すぐには心から「ありがとう」と思うことができないのは当たり前です。しかし、いまは不都合なこと、よくないことに見えるけれど、そのことには大きな価値があるのだ、そしてそれは自分がよりよく成長するために起こっているのだ、というふうに受けとめる態度が心の基本姿勢です。

つまり心の正しい姿勢とは、「感謝の心」と「懺悔の心」であり、この心の姿勢で一切に取り組むと、生命は喜び、心はバランスがとれて浄化されてきます。逆に、怒りや憎しみ、嫉みなどの心の姿勢を続けていると、気分が悪くなり、心を汚してしまうのです。

心の正しい姿勢が崩れそうになったとき、まずからだの正しい姿勢を意識して心がけてみてください。きっと心の姿勢も変化してくるはずです。

7　呼吸によるコントロール

心と呼吸とからだの関係

洗心に取り組むとき、呼吸やからだと心の関係を自覚しているかどうかで、大きな違いが出てきます。たとえば、何か苛立つことや腹が立つこと、恐れることがあるとき、その感情がおさまるのをただ待つのと、その感情から自由になる方法を積極的に行なうのとでは大違いです。

多くの人は感情的になっても、たいていはそれを直接発散することが許されない状況のために、その感情を抑圧し、押し殺そうとします。つまり理性の力だけでコントロールしようとします。この方法は表面的には有効に見えますが、結果として多くのダメージを心の奥底に残してしまいます。それが心の凝りやしこり、たるみ、冷えといった歪みを作り、神経過敏症や虚脱状態などのもととなり、その後、心が自由に動くのを邪魔する原因となります。また、人格や精神性の向上といった心の発達成長の妨げにもなります。

これはからだの凝りやしこり、たるみや冷えが、自由なからだの動き、自然なからだの働きのブレーキとなって、からだをうまく動かせなくなったり、からだの働きに異常が生じて病気になるのと同じことです。

しかし、そうは言っても、いったん生まれた心の歪みをそう簡単に解決することはできません。そこでヨガでは、心を理性で動かそうとするのではなく、呼吸を通じてコントロールせよ、と教えているのです。

深呼吸と笑いの行法

呼吸については第三章でくわしくご紹介しますが、ここでは呼吸と心の関係について簡単に触れておきましょう。

理性の力は欲望や感情のエネルギーと対立するとき、なかなか勝てないことになっています。欲望や感情が起こってくる無意識層のエネルギーのほうが、意識層の理性よりはるかに強いからです。心の構造をよく理解してコントロールしなければ、無意識層のエネルギーを無理やり抑えようとしても、動いている自動車が急に止まれないように、心の仕組み全体に無理がかかるのです。

ヨガではこのような場合、「いったん生じたエネルギーは蓋《ふた》をせず、方向を変え、無毒化し、浄化すること」、また「心身の変化に先んじて変化するのが呼吸（氣）である」と教えています。そして欲望や感情をコントロールするためには、「理性で抑えるのではなく、意識的にまず逆の呼吸をせよ」と教えています。

たとえば、イライラしているときの呼吸は短くなっていて、恐がっているときは吸う息が強くなっています。また、緊張しているときは胸で息が止まってしまっています。このような呼吸と心の関係に気づいて、意識的に逆の呼吸にするのです。

いちばん簡単なのは、自分が感情的になっていると気づいたら、まずゆっくりと深呼吸をすることです。それだけで、何もしないで感情が自然におさまるのを待つのに比べて、心ははるかに早く安定状態をとり戻します。

私はよく「笑いの行法」を指導しています。これは、とくに笑いたいことがないときでも、意識的に笑いの呼吸の真似をして、意図的に笑いを創り出す方法です。私たちは、何かおかしいことがないと笑えないと思っていますが、実際はそうではありません。笑いの呼吸をすれば、心がおかしいという状態になれるのです。

つまり欲望や感情をコントロールするには、まず生じてしまった消極的・否定的感情を、呼吸を通じていったん鎮静化させ、それから逆の積極的・肯定的感情を創り出して、無毒化し中和するのです。そのあとで、なぜ自分がいま怒りや恐怖などのネガティブな感情、自分を毒する心の状態になっていたかをよく反省し、それを精神性向上の材料にするのです。なぜなら、心が冷静になったとき、初めて私たちは物事を正しく知覚し、認識し、判断できるからです。

呼吸が姿勢を支える

からだの姿勢は、猫背になっていたり歪んでいると、それに気づいて立て直すことができます。しかし、それが身についていないと、一時的によくなっても、すぐにもとに戻ってしまうものです。私はヨガを始めてまもないころ、座禅や冥想行法を練習する中で、自分の姿勢が悪くなっているのに気づいて直しても、しばらくするとまた悪い姿勢に戻ってしまうのであきれていたことがありました。なぜよい姿勢が続かないのか、よくわからなかったのです。

あるとき、AOUMマントラといって、聖語AOUMを唱える行法を行なっていました。姿勢のことなど忘れて、ただひたすら長く全身に響かせるように集中して「AOUM」を唱えていました。三十分ほど続けたあと、前方の壁の一点に意識を集中する方法へ移っていったとき、自分で姿勢をよくしようと思わないのに、勝手に姿勢が整い、教えられた姿勢どおりになっていることに気がつきました。私ははっとして「そうか、呼吸が姿勢を支えるのだ」とわかったのです。

前にも述べたように、心はからだの姿勢を指示することはできますが、その姿勢は呼吸によって内側から支えられていなければ、しょせんは一時的なもので終わるのです。

8　アネカンタの原則

「超能力」と精神性

ヨガや氣功や冥想、あるいは何かの「宗教」を行なうことで、さまざまな束縛から解脱できる。予言を行なって一部の人間を危機から特別に救う。空中浮遊など特殊な能力を身につけ人類救済に役立てる。この宗教に入る人は神から選ばれた選民で他の人々より優れていて生き残る価値がある……こんなことを看板にした集団が、今日、たくさん生まれています。

ところが、そうした団体の中にはとても危険な集団があり、それにかかわるといろいろな悪影響を受けてしまうことは、最近起こったさまざまな事件でみなさんもよくご存じでしょう。自己向上に役立つどころか自己発見もできず、その団体のリーダーや教祖のコピーになるのがオチです。磨くべき真の個性を失い、幅広い自分を育てることができないため、ごくふつうの人間がもつ客観的な判断力さえも失ってしまいます。

これらの危険な罠には、比較的純粋な心を持った人や、科学的な事柄や法律的なことはよく知っていても宗教的な経験が少ない人、あるいは人生経験が少ない人ほど、陥りやすいのです。それでは、その落とし穴にはまらないためにはどんなことに気をつけたらいいのでしょうか。

目に見えない世界（いわゆる「精神世界」）は、心の問題として客観的に研究し、人間性の向上に役立てようとするときは、方法さえ誤らなければそれほど危険ではありません。しかし、興味本位で無自覚にかかわったり、「超能力」の獲得を目的にしたり、人から注目されたい、あるいは尊敬されたいといった欲望を満たすために近づいていくと、問題が生じやすくなります。

釈尊は法則を中心に説かれ、超能力などを含めた技術的なことは重視されませんでした。それは、苦行したり、今日、超能力と呼ばれる特殊な能力を獲得することが解脱につながると思って盲目的になる人たちや、ご利益や予言や霊現象を目的とした依存心に振り回されて道をはずす人々が、いまと同様にたくさんいたからに違いありません。

俗に言う「超能力」は、動物的直感力と関係があっても、人格の向上や精神の浄化とは直接関係はありません。人はそれぞれ、自分の尺度で測れないことに出会うと、とてもすごいことのように思いやすいものです。ふつうの人が持ち合わせない特殊な能力をもった人が世の中に存在することは事実としても、全体としての人間性という観点からみると、そういう人は人格的なバランスを失っている場合が多いのです。真の自己（真我）以外のもの、たとえば低級な霊的エネルギーなどに支配されている人だったりします。それが教祖的な立場の人間だった場合はたいへん危険で、信者を誤った方向へ連れ去って多くの犠牲者を出してしまうことになります。考えられない集団性の狂気が生じ、社会問題になったりもします。

かつて私は沖正弘師に超能力について質問したことがあります。インドでみかけた多くのびっくりするような例や、それを大道で見世物のように行なっている苦行者の心の状態に触れて、師匠は次のように話してくれました。「特殊なことができても、それは訓練や勘力の結果であって、真実をつかむことや愛の心を養うこととは関係がないから相手にするな。今ここでよいと言われていることを全力投球で実行し、自分で一つ一つ真実をつかみなさい」。この言葉に、私はごく自然に納得しました。

その後、超能力を求めて異常者になった例をいくつか見てきて、今は実感として、師匠の言葉どおりだったと思っています。目に見える世界すら正しく把握できない精神のレベルで、目に見えないことを正しく把握できるはずもないし、霊現象にとらわれて興味本位に動くのはとても危険であるということを忘れてはなりません。

アネカンタの原則

ヨガや冥想を学んで実行することは、心身を整え、清め、高め、強めていく上でよいことです。しかし正しく基本を学ぼうと思えば、まったくの独学では難しく、それなりの手ほどきが必要になってきます。その際、まずそうした団体の建物の豪華さなどの見かけに惑わされないよう心がけるだけでなく、指導者が独善的でない人を選ぶことがとても重要です。

いろいろな団体で精神的なことを学ぶ際も同じですが、「他のやり方は駄目だ、レベルが低い」などと他を否定することで自分を際立たせ、人々を引き込もうとするところや、こちらの話は聞こうともせず、一方的に自分の考えを述べるところは、人を盲目にさせてしまう危険性があります。

真実に対して謙虚であれば、簡単に他を否定しないし、相手の言うことを聞こうとするものです。

古代から、洗心のための教えである「アヒムサ」(非暴力・不殺生)と並んで重要なのが「アネカンタ」(非独善・非唯一)の原則です。これは自分の思いや考えが唯一正しい、よいものだと思いこんでしまう自我の危険性を戒める教えです。

私たちは食欲や性欲という本能をもっていますが、これらは生命の自己保存欲(個体保存欲・種保存欲)から出てくるもので、「自分は正しい、自分は善だ」という心もそのひとつの表れです。それ故、これはだれもがもっている心なのですが、それとバランスをとる形で、自己以外のものに助けられ、そのお陰で自分は生かされているという感謝や下座の心を育てていないと、自己保存の心が独善心を生むのです。これはとても危険な心です。人類史上、この独善心が「聖戦」という大義名分をつくって数多くの戦争を起こさせ、「相手は悪だから殺すのが正当である」として殺戮をくり返してきました。この我欲の害は、食物の取り合いで争いになるより、はるかに大きく人間を狂わせてしまいます。しかも「自分は正しい」と思い込んでいるから、まったく始末が悪いのです。

知行合一

あなたを救うのは超能力であるとか霊力のこもった壺であるとか、そういった特別な方法や技術、あるいは特別な物であるかのように言うのは眉唾《まゆつば》であると思ったほうがいいでしょう。難病から救われるにしろ幸福になるにしろ、実生活とかけ離れた「修行」によって何かが得られると考えるのは危険です。

古来からヨガや冥想、宗教などのすぐれた指導者は、極端な断食をしたり、血を飲んだり、といった特殊な「修行」を決して勧めませんでした。すぐれた指導者ほど、実生活とつながったことを実行するように強調しています。また、だれが聞いても「真実にそうだ」と感じられ、「目から鱗《うろこ》が落ちるような気づき」を導くことが教えの中心でした。そして率先垂範して、知行合一・言行一致に努めました。

教団や団体でも上位の人ほど質素で物腰が低く、謙虚で親しみやすいのが本当で、逆に豪華な服を着たり、豪邸に住んだり、高級車を乗り回したり、偉そうにしているのは程度が低いのです。それは聖なる世界、精神的な世界を説く人々の行ないではありません。

人を心理的に操る技術とか超能力的な力を、精神性の高さと見誤ったりしないように注意しましょう。経験の乏しい人ほどそういった能力に驚かされ、惑わされてしまいがちです。その人の実生活の姿がどれくらい言行一致しているかを見ることが大切です。

9　宗教心を育む

アネカンタが必要な時代

アネカンタは非独善の態度や生活を意味しますが、これについて、少し別の角度から考えてみましょう。

私は、アネカンタの教えは今の時代にこそ必要である、と感じています。というのは、今ほど自己中心、自国中心、人間中心の発想を超えることの必要な時代はかつてなかったと思うからです。人間は、ともすれば自分こそ善であるという発想になりがちですが、とりわけ現代は、だれもが共有できる原理や独善的でない哲学・宗教が求められている時代だと思うのです。

昔から宗教にはさまざまな役割がありましたが、その中には、社会を統一し人々を救うために、価値観を統一することを目的として、人々の信仰心を使って平和や安定をもたらそうとするタイプの宗教がありました。キリスト教やイスラム教、また一神教的な宗教はそのような傾向が強いのですが、砂漠などの苛酷な生活環境の中で、集団をまとめあげて生きていくために、この種の宗教が必要だったのでしょう。なぜなら、こういう環境ではバラバラになることは個人と集団の両方にとって死を意味するからです。この種の宗教は一人一人の「悟りや目覚め」よりも、「信仰」を重視することで成り立っています。

このような方法は、世界が狭いあいだ、すなわち自分たちとは異なる価値観で生きている人々と接触する機会が少ない時代には、トラブルは起きにくいでしょう。しかし、現代は世界全体が政治・経済・交通などあらゆる分野で網の目のように結ばれ、地球のどこかで起こったことがすぐに世界中に伝わる時代です。そうなると、自分と異なる価値観を持って生きる人々としばしば身近に接触し、あるいは共に生活することになり、トラブルが生じやすくなります。たとえばどちらが真の唯一神か、といった争いが生じやすくなります。

こういう時代には、自分と異なる価値観で生きている人々を尊重する心を積極的に育てていかないと、気づかないうちに他者を自分の秤《はかり》にかけて一方的な判断をしてしまいがちです。また、その人たちの文化や習慣に無知であるため、恐怖心のような感情が生じやすく、その結果、偏見を持ったり、価値観の押しつけや不当な差別をしてしまうことがあります。

自分の感じ方・考え方を省みる

湾岸戦争のとき、キリスト教文化圏の人々の中には、イスラム文化の人々が毎日数回、仕事も中断して集団でメッカの方向に礼拝するのを見て奇異に感じ、自分と相容れないから認めたくない、という意識をもった人がたくさんいたそうです。逆にアラブの一般の多くの人は、アメリカ流の正義感の押しつけに対して強い嫌悪観をもったようでした。

インドでも、生活習慣が異なるヒンドゥー教とイスラム教の人々の宗教的対立は数百年以上も連綿と続いています。自分たちにとって神聖な牛を食べる人、逆に不浄な豚を食べる人、菜食以外は認めない人など、お互いに同じ食卓に座るわけにはいかないのが実情でしょうし、それらの人々が入り交じって生活するのは、確かにむつかしいことです。しかし、だからこそ、自分の生き方が自分にとって大切なのと同じように、別の価値観をもった生き方の人たちに対して、積極的に理解しようという態度、それを尊ぶ態度をとることが必要です。そして、多様なものを多様なままに尊重しあう姿勢が是非とも必要です。

また自分が嫌悪を感じるから、分からないから、信じられないからと否定し、自分の価値観だけが正しいと思い込むのは、たいへん危険です。意識可能な偏見や嫌悪感を超えて行かなければならないのは当然として、無意識のそうした観念を浄化することはとても大切です。

この無意識の観念を浄化することは、人間同士の問題だけではなく、ゾウやクロサイ、オットセイなどの野生動物を自分たちの経済的な利益のために殺戮する行為をはじめとして、人間以外の生物に対する自己優越的な暴力行為にも当てはまります。私たちには、自分の中に潜んでいるこうした利己的な行為の根元を浄化するという意志が必要です。

そのためには、自分の「感じ方・考え方」は不完全なものだ、気づかない偏見や独善があるものだ、という基本的な態度をいつも持つことです。また、異文化の人々と出会ったときは、自分の感じ方や考え方を幅広くし、深める機会が与えられた、という感謝の態度を持つことです。

また同時に、他の価値観や文化、個性を尊重し、ともに活かし合える道が必ずあると信じてそれを模索することが私たちの責任です。他の人々の幸福なくして、自分たちの幸福もありえないという態度が大切です。こうした態度が古代からの智慧アネカンタの原則なのです。

「宗教心」を育むために

私がこの智慧を学んだのは、前にも紹介したインド最古の宗教といわれるジャイナ教からです。

その中興の祖と言われるマハーヴィラは釈尊と同時代の人で、思想的にも支持者の層も仏教ととてもよく似ています。両方とも当時のバラモン教中心の世界に、一種の宗教改革的な役割を果たしました。

ジャイナ教の特徴はアヒムサ（不殺生・非暴力）、アネカンタ（非独善）、アパリグラハ（無所有）などの思想にあります。アヒムサは仏教とも共通していて有名ですが、アネカンタの思想はほとんど知られていません。日本ではすでに「宗教」化した仏教しか入って来なかったためか、哲学的な錬磨の歴史がないからか、仏教がこの智慧を重視しなかったためか、ほとんど知られていません。私自身は仏教の「中道」の思想は、このアネカンタを含むものと理解していますが、ふつうの解説では、中道は別の意味になっています。

また、日本では、仏教が大乗化してから輸入され、仏教以外は外道と位置づけされた形で布教されたために、各種の宗教・哲学の持っている長所も多く見逃されてしまっていますし、キリスト教を除いて、研究する人も稀です。そもそも「外道」という発想が、単に他の道という意味ではなく、真の道を外れた邪道という意味で使われるなら、それは先にあげた独善的発想と言わざるを得ません。「宗教」が力を持つためには、ある程度独善的な傾向をもたねば信者が増えにくいのです。

そのためか、宗教がその出発点から大きくなっていく過程で次第に独善的になり、自分たちこそ本道を歩むもので他は外道だと言いはじめ、信者が脱落したり他の宗教に惹かれるのを防ごうとするようになります。開祖自身がそういう傾向をもっている場合もありますが、とくに開祖が亡くなったあと、残された信者集団が開祖の意に反して、教団を守るためなどの大義名分で、そういうふうにしてしまう場合も多いのです。

宗教は本来だれにでも必要な「宗教心」を育むためのもので、政治的な勢力をもったり、集団的な力で革命を起こすためのものではありません。何かの宗派や教団に入ることと「宗教心」を育てることは、まったく別次元の問題です。

人間が人間社会に生まれて、人間として生きていくためには、宗《おおもと》となる教えが必要で、この意味では宗教は重要です。地球上のすべての生命の平和や幸福は、一人一人の人間の中に平和の心が生まれるかどうかにかかっています。アネカンタすなわち独善心の浄化は、そのための原則としてとても大切なのです。

10　冥想的生活

冥想でたどりつく自分の心

古代から数多くの賢人たちが「自分とは何か」「神とは」「宇宙とは」「永遠なるものとは」「真理とは」などをテーマに求道し、また「生とは、死とは」ということについて真摯に探究してきましたが、その求道法となったのが、広い意味での「冥想」です。

私たちに貴重な教えを残した賢人たちは必ず冥想を行なっており、また冥想による広くて深い直観的な智慧なしには、人間存在についての基本的な問題の解答は決して得られませんでした。

それでは冥想とはどういうものなのでしょうか。

一般にはよく「瞑想」と書かれますが、私はあえて「冥想」の字を使用して、瞑想でよく説明される大脳の安定法・α波の誘導法などの技術と、釈尊がされたような生活全体を瞑想法とした「冥想」とを分けています。「冥」の字が、はかりしれないほど広くて深い、という意味をもつように、冥想とは狭い感じ方や肉体的我に捉われた考え方、固定観念や無意識の偏見から離れて、生活全般のあらゆる角度から、とらわれ、はからい、こだわりを浄化する生活法と解釈しています。瞑想だけでは大脳リラックスの技術に過ぎなくなり、古代からの賢人たちの真摯な探究、全生活をかけた冥想による幅広く深い智慧には至れないとわかってきたからです。

冥想の基本は心を鎮める練習ですが、からだの内外からの刺激で簡単に心が動いてしまう状態から、心を一点に止め、集中しようとするときには継続的に集中できる状態になり、さらに放下という深いリラックスの状態へと進み、自他一如の境地＝三昧《さんまい》、宇宙・神との一体感へと進んでいくのがねらいです。

この過程で、心はだんだん勝手な動きを止め、より透明静止した状態、いわば「無」の状態に近づきます。この経験を積み重ねますと、心とは何か、肉体といっしょに動く心と、その影響から独立した、より純粋な心があることや、その性質、また自分の心が、より粗雑な部分から微細な部分へと層をなしていることなどに気づくことができます。この状態や過程を図示しながら述べてみましょう。

たとえば禅では「明鏡止水」と禅定の境地を表現しています（図8）。心を水面にたとえますと、感情的になっているとき、つまり波立っているときは、水面に映るお月さまもありのままの姿にはなりません。しかし風が止んで水面が鏡のようになったときには、ありのままに月を写します。つまり心は静かでなければ真実でない感じ方や認識をしてしまうのです。

また、心は私たちの意思に反してからだの内外の両方の刺激を機縁にしてかってに動きだすものだと知らねばなりません。たとえば、心を静かにして集中しようとしても、空腹だったら、その体

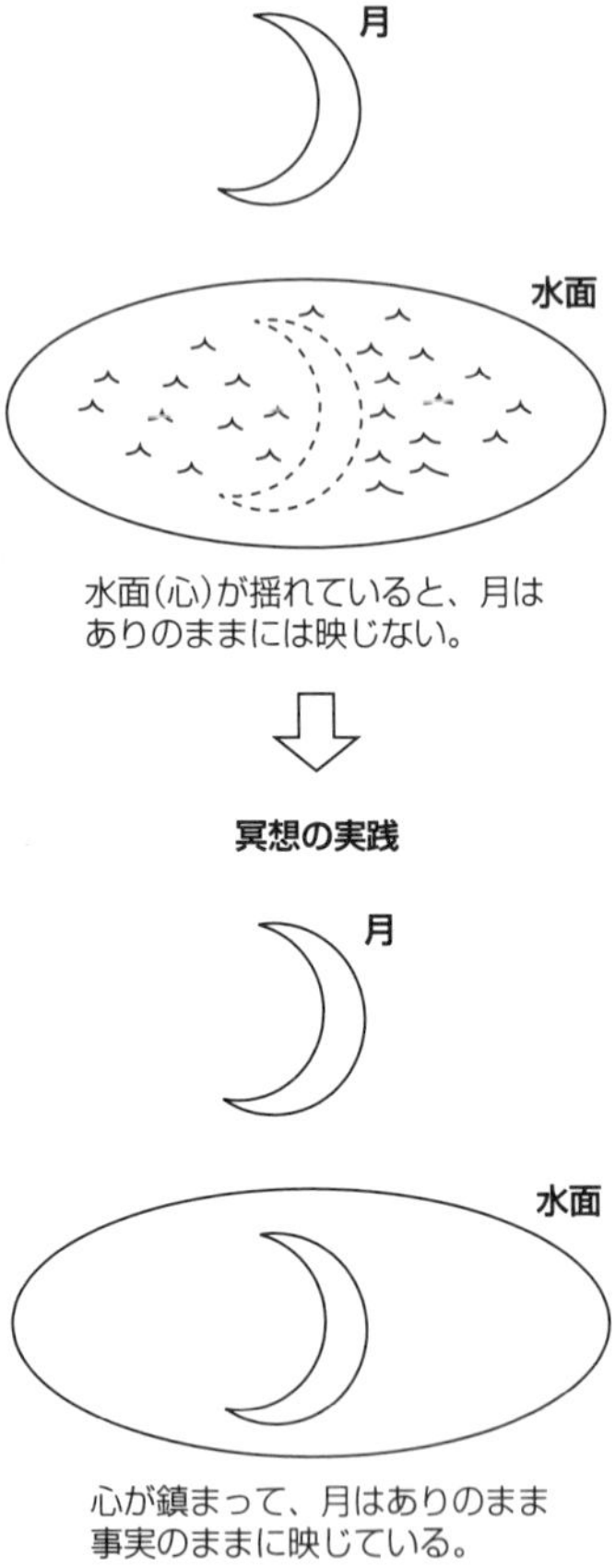
月
水面
水面(心)が揺れていると、月はありのままには映じない。
冥想の実践
月
水面
心が鎮まって、月はありのまま事実のままに映じている。

図8　明鏡止水

内からの刺激で、いつの間にか「お昼は何を食べようか」などと想念してしまいます。また、これから眠ろうとしてベッドに入っても、昼間にやり残した仕事のことが気になりだして、寝ようとする意思に反して頭が働きだし、眠れなくなることもあります。座禅をしていても、食事の匂いがしてきたら、いつのまにか過去の美味しかった食物のことを思い浮べたりするものなのです。

つまり訓練されていない心は、決して自分の意思どおりにはならず、ころころと揺れ動いてしまうものです。こうした状態では、自分とは何か、心とは何かに深く気づくことはとても難しくなります。そこで古来から真実を把握する求道法として、冥想が必要とされたのです。冥想は心を鎮め、意識を一点に継続的に集中する練習から始まります。

明晰な意識をもたらす冥想

心を深浅のレベルをもった多層的なものとして把握する例をあげます（**図9**）。

コップに入れた水に泥土を入れて揺すります。するとコップ内は不透明な状態になります。私たちの心は、通常はこうした不透明な状態です。しかし、コップに入れた泥水を動かさないで鎮めておくと、しだいに沈殿してきます。そしていちばん底には小石のように重くて粗大なものが沈み、順次上の層になるほど、砂のようなものから、粘土のようなより微細で軽いものになり、いちばん上層部は透き通った水だけの状態になります。これはちょうど冥想によって心が静まり、心が自分自身を明らかにしてくる過程と似ています。

このときのコップの中のいくつかの層は、背景となる文化によって分け方が違っています。たとえばインドのヨガでは、粗大身《そだいしん》とその心、微細身《びさいしん》とその心、原因身《げんいんしん》とその心というふうに分けています。神智学では肉体・エーテル体・アストラル体・メンタル体・コーザル体などに分けます。日本では、肉体・幽体・霊体・魂体、あるいは心（魂）を荒魂《あらみたま》・和魂《にぎみたま》・幸魂《さきみたま》などに分けます。いずれ

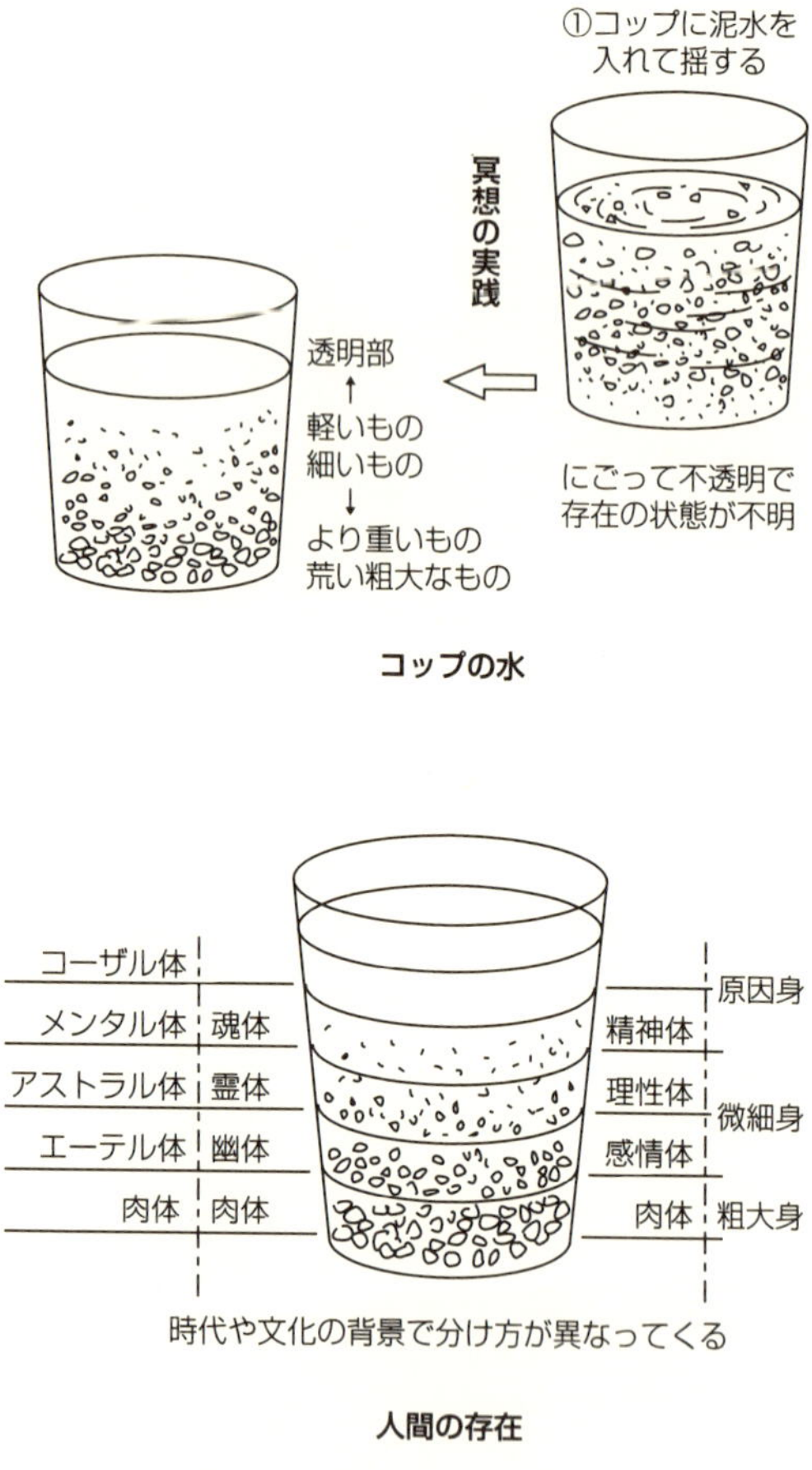

図9　コップの水と人間の存在

にしろ、人間存在は、眼にみえる部分と不可分の形で、眼にみえない広い意味の心や精神の身体がつながってあるということになります。

さらに、コップの例でいえば、粗大な層から微細な層まで、どの層にも全体的に浸透しているのが「水」です。この溶け込んだ水なしには、全体が存在しえません。この水にあたるのが、宇宙意識、真氣、神氣であり、神と呼ぶべきものと言えましょう。「宇宙法則が神」「すべてに神が宿っている」「神は偏在している」などの言葉はこうした状態を意味しています。冥想とはこの明晰な意識状態をもたらす智慧といえましょう。

最後にもうひとつ指摘しておきたいのが、存在のいちばん奥であり、元となるもの、コップの例でいえば水ですが、これは小石や砂が三次元的存在であるのに対して、それ以上の次元の存在と言えます。それ故に時間や空間を超越しています。

チベット仏教の最高指導者であるダライ・ラマ十四世は、映画『地球交響曲・第二番』の中で、輪廻転生に関する質問に答えて次のように述べています。

「……輪廻転生について考えるとき、まず心とは何であるかを知る必要があるのです。大脳の働きは肉体の動きが止まると消えてしまいます。このレベルの心は、もっとも粗雑なレベルの心です。しかし深い冥想を行ない、呼吸がほとんど停止しているときにでも働きつづける深く細やかな心がありかます。そしてもっとも細やかなレベルの心を『魂』と呼ぶとしましょう。輪廻転生にかかわるのはこの心、魂なのです。肉体が活動を止め、『死』が訪れた後でも、まだこの心、すなわち魂が肉体にとどまっていることがあります。そして、この魂が肉体を離れ旅立ったとき、転生が始まるのです。……」

これはたいへん明快な解説と言えるでしょう。

11 釈尊の冥想法

無意識の心の働き

私たちは、自分の心が常に内外の刺激で勝手に動かされていることにあまり気づいていません。たとえば、血糖値が下がってくると、それを察知した神経が脳の食欲中枢を刺激し、その結果、私たちは空腹感を感じます。

また、外からの刺激で、長い間忘れていたことを思い出すこともよく経験します。時には、だれかに会ったことがきっかけで思い出したくないことを思い出してしまい、不愉快な気分になってしまうこともあります。これは、「思い出す」という心の働きが、外からの刺激によって誘発されて動きはじめたのです。

また、心配しても仕方がないことだと分かっていても、そのことが勝手に頭の中をぐるぐると駆けめぐり、眠ろうとしても眠れない、ということもあります。集中して何かを行ないたいのに、理由がよく分からないまま集中できなかったり、気分の転換がうまくできず、怒りがいつまでも収まらなかったりすることは、多かれ少なかれだれでも経験することでしょう。

板挟みになった自分の感情を表面的には処理したつもりでも、その感情が心の中にストレスとして残っていて、それが原因でいつのまにか胃潰瘍になっていたという人もいます。でもそういう場合、本人はまったくその原因に気づいていないケースがほとんどです。押し殺した感情がそういう形で出てくると思っていないのです。

心の動きであるから私たちは軽視していますが、もしこれがからだの動きであればそうはいきません。勝手に自分の手が動いて自分の頭をたたいたり、意志と関係なく足が動いて人を蹴飛ばしたりすると、とても困ってしまい、何とかしようとするでしょう。からだのコントロールができなくなれば、だれだってすぐさま治療を受けたり、努力して治そうとします。ところが、それが心に起こっている場合は、なぜかそれほど真剣に対処しようとしません。腹が立ったとき、あるいは悲しいとき、意志ではその感情を収めたいと思いながら、なかなか気持ちが収まらないことがよくありますが、だからといって、こういう心をすぐさま治そうと努力する人は稀です。

古代の賢人は、人間の多くの迷妄がこうした勝手な心の動きに惑わされて起こることに気づいていました。また、それらの迷妄は、ころころ動く心そのものを自分であると錯覚することから来るのだということにも気づいていました。

賢人は、こうした勝手な心の動きを止めて正しくコントロールし、本来の自分=真我（アートマン）の存在に気づかせようと考え、さまざまな方法を編み出してきました。馬車に繋《つな》がれた数頭の馬が勝手にバラバラに動きだすと、馬車はまともに走ることはできません。しかし、御者が馬を正しくコントロールできれば、車主は御者に命ずるだけで馬車を思いどおりに走らせることができます（二四八ページ参照）。

私たち人間も、それぞれの感覚器官が勝手にさまざまな情報を受け止め、心が勝手に動いてしまったのでは、上手にからだをコントロールすることはできません。これは真我と心とが離れているためで、真我と心が正しく結ばれていれば、真我の命令どおりに心はからだをコントロールできるのです。何度も言うように、ヨガの語源は「結ぶ」ですが、真我と心（およびからだ）を結ぶところから来ていると言われています。ヨガでは、からだは心によってコントロールされ、心とからだはともに真我の乗り物であると理解されています。

呼吸の観察

釈尊の説いた冥想法として、「ヴィッパサナ」（Vipassana）という方法が現代に伝えられています。これは、日常生活で、自分の心に気づき、心をコントロールしていく上でたいへん役に立つ冥想法です。二千五百年以上も昔のものですから、伝えてきた人々によって内容が多少異なっており、これこそ釈尊の説いた方法であると断言するのは難しいのですが、実践してみて納得がいくものなので、その一部をここに紹介してみましょう。

この冥想法は、呼吸の観察に鍵があります。

呼吸器官は、胃腸や肝臓、腎臓などの内臓器官と同様に、無意識下で働いていますが、意識的にコントロールできるという点が他の臓器とは異なっています。呼吸は手や足と同じように、ある程度まで随意にコントロールできるのです。

心の動きは氣の動きなしにはあり得ないので、古代のヨガでは「心の乗り物は氣息である」としているほどです。実際に心の動きを注意深く観察していると、必ず呼吸の変化を伴っていることに気づきます。心が落ち着いているときはゆったりとした呼吸に、いらいらしているときは短く浅い呼吸になっています。

また、生きているということは「起きている／寝ている」という一日の単位をはじめとして、一週間、一カ月、一年と繰り返される一定のサイクルがその基本にありますが、一回の息の出入り、つまり呼吸こそ、生きていることを実感できる最小のサイクルであるということができます。そして人の一生は、結局はこの息の出入りの連続にほかならないのです。それ故、息の出入りをよく観察することで、私たちは「生きることとは何か」に気づく入口を発見することができるのです。

さて、呼吸の観察を行ないましょう。まず第一段階として、毎日数分ずつでもいいから、背すじを伸ばして軽く目を閉じるか半眼にして、いましている呼吸に意識を向けることから始めます。

意識的に呼吸を長くしようなどとは思わず、ごく自然な呼吸を、ただ観察するのです。最初は呼吸に伴う胸やお腹の動きを観察するのがいいかもしれません。そして次に、鼻の中を空気が通っていく様子などを観察します。たった一回の呼吸の間でさえ、他に心が動かないように集中し続けるのはけっこうむずかしいことに気づくでしょう。

一息ごとに、「自分はいま何をしているか」を確認するようにすると、徐々に集中が長く保てるようになります。

不思議なことに、意識を呼吸に向けるだけでも、私たちの心は自然と落ち着いてくるのです。こうしながら自分を観察していると、姿勢が悪くなって呼吸の邪魔をしていることに気づいたり、目を閉じていなければ気づけないような小さな痛みがからだのどこかにあるのに気づいたりします。そんなときは、呼吸がより深くなるようにゆっくりからだを動かしながら、姿勢を正してみます。すると気分もよくなり、呼吸も楽になってきます。

心のシコリを消すには

呼吸の観察を続けていると、いつの間にか別のことを考えていることに気づくかもしれません。外から何の刺激が来なくても、「○○さんに電話するのを忘れていたな、八時ごろに帰ると言っていたから後で電話しよう」と考えてみたり、外で自動車のクラクションが鳴っているのを聞いて「今日中に洗車をしなければ」と思ったりします。

このような心の動きを「雑念」と呼びますが、訓練されていない心は雑念が浮かぶのが当たり前と理解して、雑念に気づいたら再び呼吸を観察し始めるようにしてください。そうしていると、だんだん集中が途切れないで呼吸の観察ができる時間が長くなってきます。

自然に湧いてくる雑念が楽しいものであればまだいいのですが、怒りや不平不満、憎しみ、恨みなど、自分を毒してしまうようなものの場合は、自分の心の奥にそういう否定的な感情の種があるのだなとまず理解することが大切です。自分の実態を認めるわけです。心の奥にシコリとして残っている種が浄化されない限り、どんなに表面的に明るく考えようとしても、いつの間にか心の中からそうしたマイナス感情が育ってきて、本来の働きが邪魔され発揮できないのです。

これはからだの奥にあるシコリが、本来のからだの働きの邪魔をして、調子がよくなることができないのと同じです。そういうシコリがあると気づいたら、「いま私はこういうことを思ってしまっている」と客観的に観察してみます。シコリのある心が自分だと思っているから、それにとらわれ、支配されてしまうので、少し距離を置いてみるのです。それだけでも自然に心の浄化作用が働いて、シコリはだんだんと消えてゆきます。

もちろん、そんなに簡単に消えないシコリもあります。そういうときは、冥想をした後、意識レベルで「どのように理解すれば、このシコリは消えるか」をテーマにして、自分や他を許す心、感謝と懺悔の心を成長させる努力も必要です。

毎日十分間でも冥想して呼吸と心の観察を続けていると、心の霊的な進化が始まり、同時にからだも健康になっていきます。

第三章　呼吸法と氣とプラナ

1　呼吸法、氣、プラナとの出会い

母から聞いた呼吸法の大切さ

呼吸や氣、プラナについては、ヨガを始めて以来、ずっと興味をもって探究してきましたが、奥が深く、いつもまだ入口に立っている感じがします。それでも、私なりに少しずつ理解が深まってきましたので、ここで少しお話ししましょう。

私が初めて呼吸法の重要性を意識し始めたのは、母が岡田虎二郎式静坐法の実践者だったからかもしれません。

岡田式静坐法は岡田虎二郎師（明治五年～大正九年）が創始した一種の心身修養法、呼吸法・冥想法で、明治の終わりごろから大正中ごろにかけて一世を風靡《ふうび》しました。閑院宮、東伏見宮、徳川慶久公爵などの皇族・華族、また高田早苗、金子大栄、倉田百三など当時の高名な貴顕、紳士淑女が岡田師の指導に集ったことで有名です。師の「只《ただ》だまって坐ること」「坐ればひらめく」という言葉や「心は原書、自然は心の翻訳、書籍は自然の翻訳、すなわち翻訳の翻訳なり」等は有名です。師は知育・徳育・体育による全人的人間性の開発を説き、臍下丹田《せいかたんでん》に心を置くことを重視した偉大な教育者とされています。

さて、母は明治末の生まれで、母の父、つまり私の祖父は、大阪天王寺で開業していた小島佐蔵という医者でした。今でいう心身医学のはしりのような研究をしていて、患者さんにはツボにビタミン注射をしていたという、一風変わった医者であったと聞いています。また、その祖父は浄土真宗の信者で「南無阿弥陀仏」を唱え、診療費の払えない貧しい患者は無料で診ていたそうです。

私の生まれる前に亡くなったので、私には祖父と言えば父方の織物業の龍村平蔵しか記憶がないのですが、子ども時代に、「天王寺のお祖父ちゃんは……だった」という類の話を多少は聞いていました。

母がいつごろから岡田式の静坐を行ない始めたのか知りませんが、この医師の父の影響下で始めたのは間違いないと思われます。また、母の妹が岡田式を継承した京都「静坐舎」の医師小林参三郎、小林信子の家に養女に行った関係で、私たちの家族が京都に住んでからは、母はひと月に一回程度、静坐の会がある毎に小林の家に行っていました。

そんな関係で、私も何回か静坐会を覗いたことはありましたが、何しろ小学生のころですから、ほとんど興味がもてませんでした。そもそも、なぜそんなふうに座っていなければならないのか分からなかったのです。しかし、子どもの私に、一つだけ、この静坐と呼吸法が何かすごいものなのだという印象を与えた話を、中学生のころに母がしてくれたことがあります。

母は九人の子どもを産み、八人が育ったのですが、実はもう一人流産してしまったときのことです。詳細は忘れましたが、とても寒い日に何か力のかかることをして、急に強烈にお腹が痛み「しまった」と思ったとき、流産してしまったようです。まわりにはだれも助ける人がいなかったので気が動揺してしまって、どうしようと思ったとき、とっさに思いついて、お静坐をして姿勢を正し、じっと呼吸法をして耐え、その結果、それ以上の大事に至らずにすんだ、お静坐をやっていて本当によかった、という話でした。

学校教育に呼吸法を

こうして、呼吸法や正しい姿勢がとても大切なものらしいという印象は、子どものころからもっていましたが、それ以上勉強する機会はありませんでした。大学に入る前までは、呼吸といえば、学校で習った知識だけです。でもそれは、呼吸のほんの一面を教えるにすぎません。たとえば、空気中には五分の四の窒素と、五分の一の酸素があり、呼吸で取り入れるのは酸素で、それが肺で血液に入り動脈血が全身の細胞に送られる。今度は細胞から出された二酸化炭素を含んだ静脈血が肺に戻ってくる。また、口や鼻を塞いで息を止めると、酸素がなくなってやがて窒息し死にいたる。植物は動物の出した二酸化炭素を吸って、代わりに酸素を出してくれるので、植物のないところに動物も存在しえない……といった類の知識です。

呼吸法の実際についても、体育の時間に最初に深呼吸をしてからラジオ体操をして、また最後に深呼吸をするとか、激しい運動をした後で深呼吸をするくらいのことで、どんな呼吸が健康によいとか、どうすれば深い呼吸ができるかなどはまったく教えられていません。

体力測定の時間に肺活量を計るのですが、ただ計るだけで終わっています。平均値に近いかどうかと言ってみても、それでは肺活量が増えるためにはどうすればよいのかなど、何も教えないのが現状です。

呼吸の「息」は「生き」と同根の言葉で、「長息する」と「長生きする」は深い関係にあります。これは日本語ばかりでなく、ラテン語の spiritus やギリシャ語の anemos も同じように息・生命・活力といった意味をもっています。こういったことを含めて、呼吸について学ぶことは生きる上でとても重要なことなのに、学校教育は、それほど大切とは思えないことばかり覚えさせるようになってしまっています。今の小中学校の授業に「呼吸と姿勢の基本」という科目を何回か取り入れれば、それだけでも日本人全体の心身の健康に役立つと思うのです。

一生忘れられぬ恐怖の体験

私が初めて「呼吸法」と言われるものを実際に行なったのは、大学の演劇クラブに入ってからのことです。高校の音楽の時間に少し発声法を練習したことはありましたが、呼吸法と言えるものではありませんでした。いわゆるヨガの呼吸法らしきものを体験したのは、所属した二つめの劇団でのことでした。「ヨガ・アサナ」というポーズもここで初めて行ないました。

昭和四十六年の春ごろのことでしたが、大学に行ってもあまり授業には出ないで、部室へ行くか喫茶店に行き、それから演劇の基礎訓練としてさまざまな体操や発声法、エチュードなどを夜まで七、八時間行なうという日課でした。

演劇の訓練の一環としてヨガを始めて半年ぐらいたったころ、私にとって一生忘れられないことが起こりました。それは息を止める練習をしているときのことでした。当時はヨガを教えてくれたその劇団の代表者も他の仲間も私も、本当はヨガのことをよくわかっていないまま、ともかく皆で「修行」を行なっていたのです。私は息を長く止められれば止められるほどよい、と単純に思っていたので、必死になって長く止めては、また苦しくなって吐き出し、また思いきりたくさん吸い込んでは止めるということをしていました。

ところがあるとき、何回か止めた後、突然、私は失神したのです。実際はほんの短い間だと思うのですが、板の床にヨガの坐法で座っていたところ、前に倒れて額を床にガーンとぶつけたのです。その痛さで氣を取り戻したのですが、そのときは何が起こったのかすぐには理解できず、とても強い恐怖心が走りました。棺桶に半分足を入れた、そのままやっていたら死んでいたのではないか、という恐怖心でした。いっしょにやっていた他の仲間は、私と同様に目をつむって息を止める練習に専念していたので、私が倒れたことには気づいていません。

私はそのとき、直観的に、なにかすごい経験をした、と感じていました。それは意識している世界、目に見えている世界の背後に、絶対的な暗黒の世界、現象があらわれる以前の世界、永遠のような世界がある、という感覚でした。現実と思っている世界は、実は自分がその背後世界から勝手に取り出してきた一部分で、主観的に自分がつくり出している世界にちがいないのだ、と思いました。当時はニーチェや西行の著、サルトルの実存主義哲学や精神病理学に興味をもっていたので、その体験をそんなふうに解釈したのかもしれません。今からすれば、こんな呼吸法の訓練はまちがったやり方で、へたをすれば気絶だけに終わらない危険なことだったと分かるのですが、若さもあって、そんな体験をしたのでした。

人生の師と運命の出会い

その後、劇団をやめて学校を出てから民間のアスレチッククラブが募集した社会体育のトレーナ養成所へ通いました。また、ヨガの指導者の資格を得たいという気持ちもあって、学生時代には受講料が高くて躊躇《ちゅうちょ》していた沖ヨガ修道場にどうしても行ってみたくなり、借金をして昭和四十八年十二月二十五日に冬期特別講習会に参加しました。

ここで自分の一生の方向が決まった沖正弘師匠に初めて出会ったのです。

師匠のもっている人間としての迫力・氣力・エネルギーにまったく圧倒された、というのが最初の実感でした。大学で有名な教授にも出会っていましたが、その人たちにはない魅力であり、全人的に畏怖するような感覚を持たされたのは生まれて初めてでした。

それから一年に満たないころ、呼吸法、プラナヤマに強く興味を惹かれていた私は、あるとき師匠に質問をしました。本を読んでも、ヨガでいうプラナがいったい何なのか分からなかったので、「先生、プラナというのは酸素のことですか」と聞きました。すると先生は「違う、酸素も含めて一切を活かしている力、エネルギーのことを言うのだ」とおっしゃいました。

このとき、師匠がもし「生命エネルギーとか宇宙エネルギーのことだ」というふうに言われていたら、もっと分からなかったと思いますが、この師匠の回答に「はっ」と自分の見方の錯覚に気づいたのです。

プラナという古代人の概念を、無意識に、近代の物質的世界観に置き換えて解釈しようとしていた自分に気づきました。世界を「活かす力と活かされている存在」と見るような考え方に、初めて気づかされた瞬間でした。

2　氣のコントロール

古代インドの呼吸法

私は師匠からの学びを通じて初めて、ヨガでいう「呼吸法」が、単に健康法の一部であったり、空気を出し入れするための技術の問題ではないということを学びました。健康法の一環として教えられている「〇〇呼吸法」は狭い意味での呼吸法であり、呼吸の仕方の問題です。しかし、古来から「息の仕方＝生き方」と言われていて、広義の呼吸法は人生全般の問題でもあります。

実際、呼吸の仕方は、その人の一生に深く関わりがあります。いわゆる「性格」も、たとえば怒りっぽい短気な人はふだんゆったりした呼吸をしていないし、呑気で楽天的性格の人で、荒々しい呼吸や力の抜けた呼吸の人もいません。毎日、読経をしているお坊さんに長生きの人が多いのは、それと意識せずに長い呼吸の訓練をしているからです。

古代の人たちが、呼吸は酸素を吸って二酸化炭素を吐き出す行為というような意識でみていなかったことは間違いありません。むしろ長い歴史で見ると、学校で学んだ知識で呼吸を見ている現代の私たちのほうがずっと特殊なのです。科学的に正しいか否かは別にして、呼吸・氣・息について、私たちのご先祖がもっていた観念をみてみましょう。

動物の呼吸を真似る

あるインドの学者から、インド古代のウパニシャッド（奥義書と呼ばれる宗教哲学書）の物語の中に、こういう話があるとお聞きしました。

あるとき、「生命」家の兄弟である諸機能〈氣息〉〈口（語）〉〈眼〉〈耳〉〈思考力〉が、互いにだれがいちばん偉いか言い争って、父にその判定を聞くと、父は「お前たちの中で、だれかが出ていったときに、からだが最悪の状態になったと思われるならば、その者がいちばん優れている」と言った。

そこで、まず〈語〉がからだから外に出て、一年して帰ってきて、私がいないとどう困ったか聞きました。すると他の者は「唖者はものを言わないが、氣息で呼吸し、眼で見、耳で聞き、思考力で考える。それと同様にやっていた」と。

それで次に〈眼〉〈耳〉〈思考力〉が順次出ていったのですが、〈語〉と同様に「盲人は見えないが、氣息で呼吸し……／聾者は聞こえないが、氣息で呼吸し……／愚者は思考力を欠いているが、氣息で呼吸し……」、つまりその機能以外を働かせて、そんなに困らなかった。

ところが、〈氣息〉が次に出ていこうとすると、他の皆がことの重大性に気づき、「出て行かないでくれ、氣息こそわれらのすべてに優る……」と声を揃えた。

この古代インドの物語では、氣息＝呼吸は、すべての機能に先立つもの、一切を働かせているもの、として位置づけられているのです。

また、インドの人々の間では、生き物は一生にできる呼吸の回数が決まっており、一日に短い呼吸をたくさんすると短い年数しか生きられないが、長い呼吸で回数が少ないと長い年数生きられる、という話が伝わっています。そして自然観察の結果、長い息をしているものの代表に、亀や蛇、鶴などをあげています。

インドのハタ・ヨガで教えている「完全呼吸法」や日本の「丹田呼吸法」などとは別に、インドや中国には「虎の呼吸法」「亀の呼吸法」「鶴の呼吸法」など動物の呼吸の真似をする呼吸法があるのですが、これらはそれによってその動物のもっている超人間的なエネルギー・氣を自分のものにしようという発想が背後にあります。

ヨガを実践している人のことを「ヨギ」と言いますが、ヨギはとくにこれらの呼吸法を生み出してきた人たちです。人間の老化・病気の原因の一つが、不自然で浅い、短い呼吸になってしまっていることにあると気づいたからこそ、動物の呼吸の真似をすることによって自然性を取り戻そうとしたのではないかと考えられるのです。

たとえば「虎の呼吸法」は、とくに決まった形があるわけではありませんが、人間の行なうあくび呼吸法と同じで、手足の指先まで開いて背伸びをしながら、虎になったつもりで「ガォー」と行なう大きな深呼吸法です。犬や猫でも、寝たり休んだりした後に、大きく伸びをしてからおもむろに動きだしますが、あの要領です。古来「呼吸」に人々がみてきたものは、このように空気の出入りの問題ではなかったのです。私は、呼吸法の原点は、胸式とか腹式という「呼吸の技術」以前に、こうした動物の呼吸を真似ることのほうにあったように思います。

呼吸法で自分をコントロール

中国古代の伝説的名医の華陀《かだ》が、漢の時代に創ったと言われている「五禽戯《ごきんぎ》」という氣功法があります。五禽とは、熊・虎・猿・鹿・鳥ですが、これはやはり動物の真似をするタイプの氣功・呼吸法です（図10）。

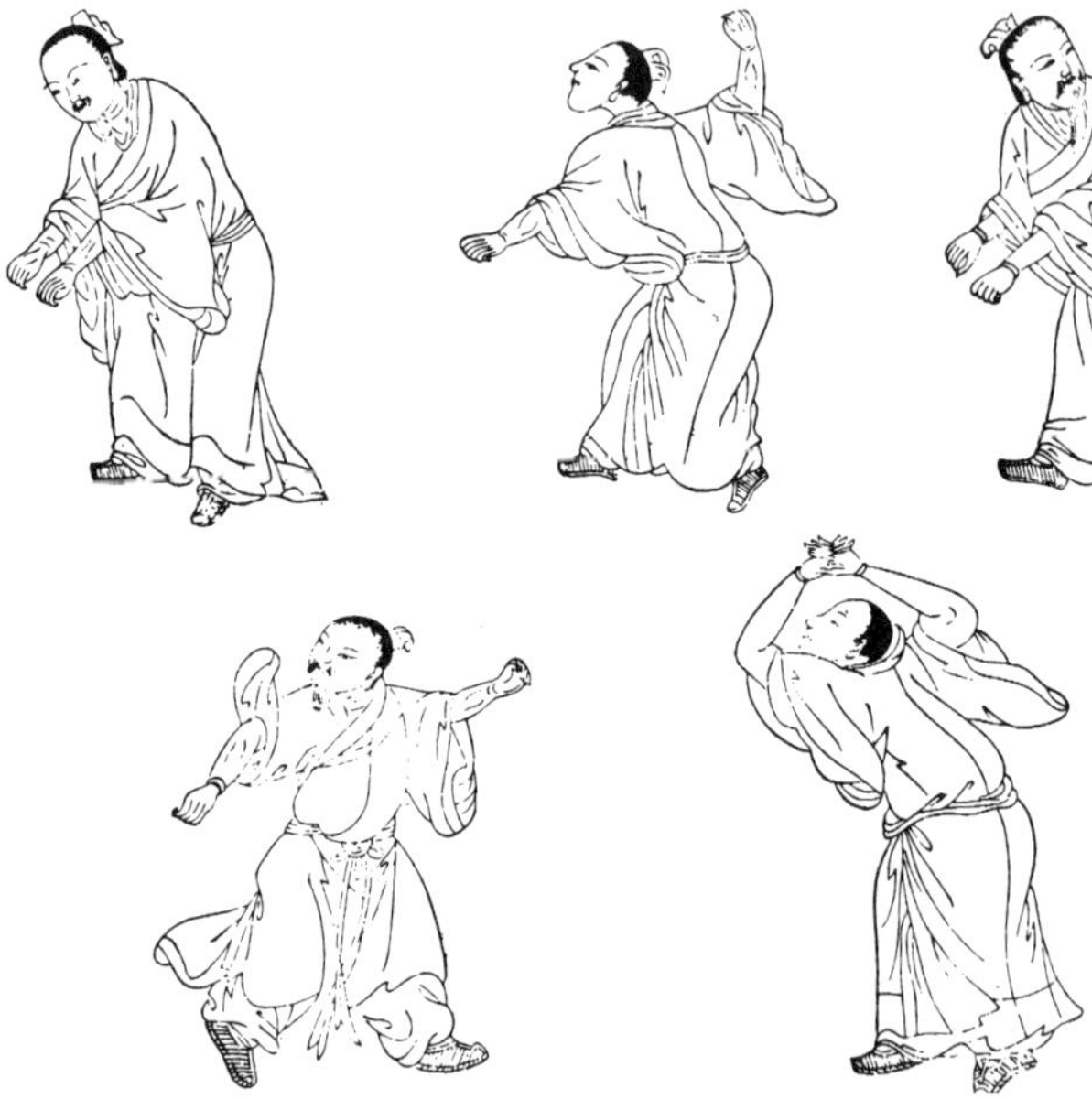

図10　五禽戯（左上より，虎型，熊型，鹿型，猿型，鳥型）

かつて学生演劇で役者をやったことのある経験から言うと、五禽戯の動き、たとえば猿の格好や熊の動作を真似するのは、「恥ずかしい」という心をもっているとうまくできません。また、こんなことを練習していったい何になるのかという心では、氣功法が数千年の伝統を経て、今なお生きて存在する意味が理解できないでしょう。

逆に言うと、そうした自分の自我のカラを破って、子どものころ、ものまねごっこをやったように、無邪気に動物になる真似をして、大人になってからの社会生活ではほとんど行なうチャンスのない氣の動かし方を体験し、非日常的な空間に自我を解放していけば、心の深いところで滞っていたエネルギーが動きだして、より自然で自由な自分になれるのです。

演ずる訓練は「心の動きを創り出す訓練」と言えますが、これは呼吸と氣の動きなしには考えられません。演ずる訓練は、おかしくないときに自分の中に「笑い」を創り出して、実際に笑っている状態を生み出したり、悲しくないときに自分の中に「悲しみ」をつくって、実際に悲しんでいる状態を創り出す心理的コントロールの訓練なのです。

「笑いの行法」をやることは、いわば「にせの笑い」から始まるのですが、笑ったことで神経やホルモンが実際に笑ったときの状態になり、その生理的影響を自分に与えることが可能になります。外からの刺激で内部の「氣」が勝手に動かされ、自分がコントロールできない状態から、自分を必要なときに必要な状態にさせるのが呼吸法であり、氣功法の目的の一つです。この意味で呼吸法とは氣のコントロール法や自律訓練法とも言い換えられるのです。

呼吸法で難を逃れる

私は沖正弘師匠から「氣のコントロール」としての呼吸法の重要性を学びましたが、師匠はこんな愉快な体験談を話してくれました。

昔、インドの山奥で一人で樹木の下で冥想の修行をしていたときのこと、真夜中にハッと気づいたら、たくさんの光るものに囲まれていました。いったい何なのかとよく見ると、なんと十数頭はいると思われる狼の群れです。

光っているのは彼らの眼で、こちらの様子をうかがっており、警戒しながらも襲おうとしている様子でした。その瞬間ぞっとして恐怖感が走ったそうですが、意識的にゆっくりと肚《はら》に力がはいる深呼吸をして氣を落ち着かせながら、狼にスキを見せないようにしつつ、どうしようか、と考えました。

まわりには何もない。なんとかして逃げるのだ、と思いながら、狼の様子を観察していると、彼らの動き方の中に、ある重要な法則があることに気づきました。それは、自分が息を吸い始めると、狼は近づいてこようと足を一歩すすめ、息を吐いているときは、歩みを止めて、こちらをジッと見ている、という事実でした。すなわち、狼にとっては、こちらが息を吸っているときは、襲うスキができているときであり、逆に息を吐いているときは、警戒しなければならないときである、ということに気づいたのです。

そこで、かつて先輩の修行者たちといっしょに修行したときに行なった笑いの行法、すなわち「思い切り激しく、おおげさに大声で笑う呼吸法」を思い出し、これをすればなんとかなるかもしれないと思い、時を見計らって、突然に大声で「ワッハッハッハッハッハ……」と力を振り絞り、思いきり笑いました。するとたんに狼たちはびっくりして大あわてで一斉に逃げ出しました。

師匠はそのスキに大急ぎで樹木によじ登りました。いったん逃げた狼たちは、すぐに引き返してきて、樹上の師匠を見上げ、にらんでいましたが、もはや後の祭りです。

結局、狼は日がのぼるまで樹木の下でうろうろしていましたが、とうとうあきらめて去ってしまったので、自分は助かった、ということでした。

この話は、どのようなときでも、まず自分の氣を下げてゆっくりと呼吸することで冷静になることができる、そうすれば、そのときの状態に応じたよいアイデアを思い付くこともでき、また、そのときに必要なちょうどよい行動がとれるということを教えてくれます。こうしたことが「生きた呼吸法」であり、呼吸法の真髄なのです。

氣をコントロールするピグミー族

もうひとつおもしろいお話を紹介しましょう。これは、映画監督の兄、龍村仁から聞いた話と、テレビで見た記録映画風の番組の印象を合わせたもので、アフリカのピグミー族が狩りをするときの話です。

彼らはたいへんからだつきが小さく、平均身長は一五〇センチ以下です。そんな関係で、狩りをするための大型で威力のある弓はなく、子どもが持つ小型の玩具のような弓しかありません。しかし、彼らは狩りがたいへん上手で、獲物にそれと気づかれずに、ほんの十メートル以下の距離まで接近し、みごとに弓を射ってしとめるのです。なぜそんなことができるのかというと、彼らは「氣をコントロールする術」を心得ていて、自分の殺氣を相手の獲物に気づかせず、警戒感を抱かせないから、獲物は射られてしまう、というのです。

何かの動物や鳥をつかまえようとして近づいて行くと、すぐに感づかれて逃げられてしまうが、そんな意図をもっていないときは、もっと近くに接近できたといった経験をしたことがありませんか。あたかもこちらの意図が見えているかのように、捕まえようという心をもって近づくと、すぐに逃げられてしまうのです。

ピグミー族と私たちとでは、いったい何が違うのでしょうか。たぶんこれは、私たちの「氣」を動物が感じ取っているからこそ、逃げてしまうのに違いないのです。私たちは自分の「氣」の動きを隠すことができずにいます。ピグミー族の人たちは本心から出る氣の動きをコントロールして、相手にその氣を感じさせないようにしているのです。

映画で見たピグミー族の狩りのシーン、彼らがシカに似た獲物に接近していくところは、たいへん印象的でした。いくら彼らが背が低いといっても、とても全身を隠せるような大きさではない木の枝を手にもって、もう一方の手に弓をもって獲物に近づいてはいったん止まり、また近づいては止まりしながら、とうとう至近距離まで来て、それから弓を使うのです。

弓が小さいので威力は弱いし、近づくことができなければ獲物は射止められません。彼らが身を隠すために持っている木の枝は、まるで「頭隠して尻隠さず」の諺にあるような代物ですが、どういうわけか、動物はみごとに騙され、接近を許してしまうのです。

彼らはゆっくりと近づいていくとき、獲物に悟られないように自分の殺氣を消してしまい「樹木」になりきっています。こういうことをするために、狩りをする前には集団で踊りなどをして、樹木に化けやすい状態を作るのかもしれません。

一方、動物のほうは、草を食べるのに夢中で気づかないのではありません。なんとなく変だな、と感じて草を食べるのを止めて、キョロキョロしたり、「自分の思い違いかな？」というような様子を示しながら、また草を食べはじめるのです。多少は警戒するのですが、結局は逃げ出す行動にまでは至らないのです。

こうした話が教えているのは、動物は自分以外の存在を、物質的肉体というレベルで見ているのではなく、「氣の動き」として感じ取っている、自分にとって危険か否かを中心に感じ取っている、ということです。そして、私たちは氣の動きや質を意図的に変えることが可能であり、状況に応じていかにうまく自他の氣の動きをコントロールするかは、生きていく上でたいへん重要なテーマだ、ということなのです。

3　呼吸の観察

釈尊の伝えた呼吸法

呼吸、氣、プラナは広大なテーマですが、ここで呼吸を観察するとどうなるかという視点から、呼吸のことを考えてみましょう。

行として「さまざまな呼吸法」を行なった人物はたくさんいますが、文献に残っている中でおそらく最初のもっとも有名な実在の人物は釈尊でしょう。釈尊の行なった呼吸法のうち苦行の類に入らないもので、釈尊が悟りの後に弟子に伝えたとされている呼吸法が、今日、「アナパナサティー」(anapanasati) として伝わっています。

アナは「入息」、パナは「出息」、サティーは「守意＝気づいていること」で、アナパナサティーとは呼吸の実体である入息・出息に常時気づいている状態、という意味です。アナパナサティーは、南伝仏教の国々に伝わったものと、日本や中国に伝わったものとでは多少異なっています。ここでは南伝のものをご紹介しましょう。

この方法はミャンマーのウバキンという僧に伝わったものを、インドのゴーインカという人が近年全世界に広めたので、日本よりも欧米諸国で有名になっています。欧米諸国ではアナパナサティーはヴィッパサナ（観法）冥想へのステップとして教えられている場合が多く、釈尊が弟子たちに教えた呼吸法と信じられています。

日本では、坐禅を習いに行くと、多くの場合、「数《す》息観《そくかん》」といって呼吸の数を数えて集中する方法を教えられますが、これだけでは禅定と呼吸の関係が分かりにくいように思います。この数息観に対して、アナパナサティーは「随《ずい》息観《そくかん》」と表現されています。アナパナサティーを行なってから坐禅の練習に入ると、冥想の意味がとても分かりやすいのですが、残念ながら日本には、そうしたステップとしては、この種の呼吸法は伝わらなかったようです。

釈尊の修行遍歴

釈尊は呼吸法をどのようにとらえたのでしょうか。簡略ながら、仏伝から想像してみましょう。

釈尊は二十九歳で出家してから、三十五歳で悟りを拓くまでの間に、大きくわけると、「禅定（冥想）」と「苦行」という二種類の修行を行なったとされています。

出家の直後には、まず当時有名な冥想行者（仙人）であったアーラーラー・カーラーマの下へ行き、「無所有処定」という禅定（冥想）法を修し、ついでウッダカ・ラーマプッタという冥想行者の「非想非非想処定」という禅定法を修しましたが、いずれも自分の求める涅槃《ねはん》に達するものではない、として離れられました。

そして次に、修行仲間とともに苦行林という場所で、今度はそれを修行すれば解脱に導くと当時いわれていたさまざまな「苦行」に挑戦しました。苦行とは「タパス」（熱）の訳語ですが、その語源は灼熱のもとに身を曝《さら》し、それでもまいってしまわない心を養い、肉体の束縛から精神を解放することにある、と言われています。

いくつかの苦痛を伴う修行法が当時行なわれていましたが、釈尊の行なった苦行とは、炎天下の冥想や寒中の裸行、断食、呼吸を止めるなどでした。そして釈尊は六年間、かつてそこまで徹底してやった人はいないだろうと言われるくらい激しく、それらの苦行を修行しました。しかし、結果として「苦行でからだは骨と皮の弱り切った状態になったが、そのことでは解脱は得られず無駄な行であった」と後に述懐されるのですが、その一つに「止息法」という苦行が入っています。

止息から呼吸の観察へ

呼吸を止めると、いったいどんな状態になるのでしょうか。呼吸を強制的に止めると窒息死することはだれでも知っていますが、自分の意思で止息するとどうなるのでしょうか。

仏伝では、要約すると「口や鼻からの呼吸の出入りを塞ぐと、両耳から大きな音とともに苦痛を伴って出入りするようになり、それも塞ぐと頭が打ち砕かれるような苦痛が生じ、さらには腹が切り裂かれるような苦痛が生じ、さらに続けると全身が熱して焼き焦がされるような苦しみになる」と書かれています。

釈尊はこうした体験の末に、苦行の修行技術や方法そのものが「悟り」をもたらすのではない、として苦行を捨てられたのです。呼吸については、その後、呼吸そのものを観察することで、より細やかな心に気づいていく冥想方法を弟子に指導されています。

釈尊は「呼吸を長く止めることが意味あることではない」として、「呼吸を観察する」ことの中に、当時気づかれていなかった価値を発見されたのです。経典には以下のような記述が見られます。

「弟子たちよ、私はこの三カ月間に入出息を念じて、多く得るところがあった。入息、出息、長短の息などのさまざまな息を、実のごとく知った。かようにして私は、粗い思惟からさらに進んで、より微細な思惟に入った」（雑阿含経第二十九第六経）。

それでは、呼吸を手がかりにして、実際にどのように観法の冥想に入っていくのかを、段階を追って説明しましょう。

「アナパナサティー」の実習法

準備　自分に合った適切な坐法をとり、背筋を伸ばして呼吸が楽な正しい姿勢をする。

①長い入息をしているときには、「長い入息をしている」と自覚して気づいていて、長い出息をしているときには、「長い出息をしている」と自覚して気づいている。

②短い入息をしているときには、「短い入息をしている」と自覚して気づいていて、短い出息をしているときには、「短い出息をしている」と自覚して気づいている。

①と②は合わせて一つの段階ですが、実際行なってみると、じっと呼吸を観察することは意外とむずかしいことがわかります。最初は呼吸に意識が向いていても、数秒後、数十秒後には、いつの間にか何かを思い出したり、別のことを考え始めていますし、あるいは居眠りしはじめたりもします。それ故、毎秒毎秒自覚を促すようにしないと、心は勝手にあちこちに動き出し、呼吸の観察も中断せざるをえません。

自覚を促すとは、たとえば「いま息を吸っている……、どんどん息が入ってくる……、いま吸い切った……、息を吐き始め息が出ていっている……、いま吐きおわった……、また息を吸い始めた……いま確かに自分は呼吸を観察している……」と心の中で思い、言ってみます。このように、逐一丹念に自分の行なっている呼吸を追いかけていって、見失ってしまわないように努めるのです。

次のレベルは、呼吸がもたらすからだへの影響に視野を拡大し、気づいている段階です。

③入息しつつ「私はからだのすべての状態に気づいている」、出息しつつ「私はからだのすべての状態に気づいている」、そのように行じなさい。

息の観察は続けたままで、同時にからだの状態に気づいているとは、たとえば、姿勢が正しく保たれていると確認する、右の胸が左の胸より入息のときに拡がって行かないな、出息のときに左下腹が右下腹よりよく凹んでいくな、腰の左側が張ってきて痛いな、右脚が痺れてきたな等、からだのあらゆる状態の変化に気づいている、という段階です。

この段階では、たとえば足が痺れて痛くなってくると、心の中がそのことに占領され、とらわれてしまって、なんとかして痛みから逃れようと心が騒ぎ始め、呼吸の観察を忘れ去ってしまったりするのです。多くの人々はこういう段階で挫折してしまいます。いわゆるヨガ・アサナ（姿勢・動作・体位法）が、なぜプラナ・ヤマ（呼吸法・気の活用法）の前段階として必要だと説かれているかは、この理由によります。

つまり、十分にからだが柔軟で、歪みや凝りがない状態でなければ、座って呼吸法や冥想行法を行なおうとしても、からだの状態の準備が不十分なので、結局は深い観法に入っていけないのです。ヨガ・アサナを十分行なっていると、無理なく呼吸法に入っていけます。坐禅の道場でも、前段階にさまざまなヨガ・アサナを実行すれば、坐禅だけ行なうよりはるかに早く禅定を深めていけるはずです。

二十年も坐禅道場に通っているという人が、私のヨガクラスに来ましたが、坐相を観ると肩首の緊張が抜けていず、からだは歪み、固いままでした。禅についての知識はたくさんもっているし、坐ってきた時間は長いのですが、禅定が深まった人が発する清浄な安定感はありません。坐禅道場ではいったい何を教えているのかと不思議に思いました。

本来の禅道場は、作務の形でからだを整えるチャンスを十分に作っていました。幅広く仏教を勉強すれば、坐禅の前に瑜伽《ゆが》アサナを行なうほうが合理的だとだれでも気づけるはずです。それをしないのは指導者が勉強不足としか言いようがありません。

からだの変化を観察

さて、次の段階は呼吸を観察し、同時にからだの状態に気づいているとともに、時間の経過でからだの状態がどういう方向にどのように変化していくかに気づき、また、その経過を観察していく段階です。この意味では、③と④は、同じ段階と考えてもいいでしょう。

④入息しつつ、私はすべての身体活動が心地よく静まっていくことに気づき観じ、出息しつつ、私はすべての身体活動が心地よく静まっていくことに気づき観じている。

入出息の観察を続けていると、それはそのまま、からだのあらゆる活動が無駄なく静かになっていくことにつながっている、と気づいている状態です。

私たちの意識は、その対象がリズミカルな自然現象である場合は、心は自然と静まってきます。

また、心臓の動きや呼吸と呼吸に伴う胸や腹の動きも、ゆったりとした静かなものになります。

③で述べたように、だれでも簡単にそうなるわけではなく、足が痺れてくる人もいれば、からだのどこかに痛みを感じる人もいます。そういうときは、痛みと戦ったり、なんとかしようと焦るのではなく、むしろ痛みの向こう側に意識を向けて深呼吸をしていると、全身が適応しようとして、痛みはだんだんと減ってきて、最後には痛まなくなります。

それでも痛みがまったく去っていかないか、痛みが増してくる場合は、からだがまだその姿勢で呼吸法を練習できる状態になっていないのですから、別の姿勢で行なうか、準備となるようなアサナ（たとえば猫や前屈のポーズ）をやりながら深呼吸を練習したほうが無理がないでしょう。

この③④にかけては、身体内部の状態に気づいていくことを、次のように段階を追って拡げていくのがいいでしょう。身体内の狭い領域で起こっていることを詳細に注意観察し、順次全身に拡大していき観察します。

a　入息のとき、空気は鼻孔内部のどの皮膚内面にあたりながら通ってゆくか。出息のときはどこか。入出息時の空気の温度に違いはあるか。左右の鼻孔は、同じ量の空気が通っているのか、また、時の経過で変化するのか。

b　鼻孔から拡げて頭部全体で起こっていることに気づく。半眼にして、入出息時の外界の見え方に違いがあるか。閉眼時はどうか。耳に意識を向けて、左右の耳の聞こえ方に違いがあるか。

c　胴体上部、胸部で起こっていることに気づく。左右の肺の空気の出入りは平等か。どこまで呼吸とともに動くか。
d　腹部はどのように動くのか。左右差はどうか。
e　各内臓の動き。
f　背部。
g　脚部。
h　その他全身。
以上のように、呼吸とともに身体内部の生命活動が、どのように起こり、変化していくかに詳細に気づいている、というように行ずるのです。

心の内容に気づく

次は、呼吸と全身の変化、姿勢との関係や心との関係を自覚する段階です。

⑤入息しつつ、私は姿勢が正しく保たれ、全身が心地よく静まってゆく喜びを感受している、出息しつつ、私は姿勢が正しく保たれ、全身が心地よく静まってゆく喜びを感受している、そのように行じなさい。

私たちの心は、ゆったりとしたリズミカルな呼吸が続いていると、ここちよく鎮静してくるようにできています。③④では、呼吸を観察し続けることで身体内部の働きが静まってくるのに気づいていましたが、⑤では、呼吸の観察は続けながら、一方、姿勢が正しく保たれていることに気づいていて、また、そのことが身体レベルでは気持ちがよい状態を導き、同時に心の沈静を導き、喜びが伴って湧いてくることに気づいている、という段階です。

⑥入息しつつ、私は姿勢が正しく保たれ、全身が心地よく静まった喜びを味わい続けているという楽しさや幸福を感受している、出息しつつ、私は姿勢が正しく保たれ、全身が心地よく静まった喜びを味わい続けているという楽しさや幸福を感受している、そのように行じなさい。

⑥では、その状態が一時的なもの、すぐに消え去っていくのではなく、今この瞬間も続いている、そのことが楽しく、幸福であると感じ続けていると気づいている段階です。⑤⑥では、息の観察からからだを内側から観察することに発展し、さらに心がその結果どうなるかを観察し、また、その心は客観的にどういう状態であるかに気づいている、また、それが一時的なものや想像の産物でもないことに気づいている、という内容です。

肉体的な内容の気づきから、だんだん心の内容に気づく、そしてそれを時間的な経過の中で観察する、というふうに、観察がより幅広く、より深く、より細やかなものになってくるのです。

⑦入息しつつ、私は五官の働きと、それに伴って生じる感情的な心の活動や働きに気づいている、出息しつつ、私は五官の働きと、それに伴って生じる感情的な心の活動や働きに気づいている、そのように行じなさい。

⑧入息しつつ、私は五官の働きと、それに伴って生じる感情的な波動である心の活動や働きに気づき、それを認め受け入れて、執着なく手放して平静になる、出息しつつ、私は五官の働きと、そ

れに伴って生じる感情的な波動である心の活動や働きに気づき、それを認め受け入れて、執着なく手放して平静になる、そのように行じなさい。

私たちの心は、視覚・聴覚・嗅覚・味覚・触覚の五感を眼・耳・鼻・舌・皮膚の五官を通じて得て、喜びや怒り、好きとか嫌いという感情を持ち、また思う、考えるなどの活動をしています。

たとえば、何かの香りを感じると、それを過去の経験と合わせて、何の香りなのかを認識します。それが鰻《うなぎ》の蒲焼きのにおいだったら、その刺激が食欲をそそって、あそこの店の蒲焼きはうまかったな、と思い出したりします。また、バラの花の香りが甘い経験を思い出させ、一人うれしくなったり、逆に苦い経験をした出来事を思い出させて、不愉快な気分になったりもします。つまり、感覚を介して、いま実際には起こっていないことを心の中でつくりだし、往々にしてそれによって気分をよくしたり、害したりしているのです。

また、満員電車に乗っていて足を踏まれ、「痛い」と感じたとします。本来は「痛み」の感覚と自分の心に怒りの感情をもってしまうことは別々のことですが、だれかが自分の足を踏んだのに気づき、声を出す出さないは別にしても、「こらっ、気をつけろ！　痛いじゃないか」と反応し、腹を立て、他を責め、自分で自分を害してしまいます。

足を踏んだ人を責めてみても痛みは去らないし、その人が故意に踏んだわけでもないし、怒りの心を起こすと自分のストレスにもなる、と冷静であれば気がつくはずですが、なかなかそのように冷静にはなれません。

だれかがけがをしたり病気になった話を聞いて、自分の身には実際は何も起こっていないのに、急に心配し始め、ああなったらどうしよう、こうなったら困ると思い、不安で眠れなくなったり、からだの調子が変だと感じたりします。

こんなふうに、過ぎ去った過去や、まだ起きていない未来のことで、心を悩ませて苦しんでしまうことが多いのです。

人間には過去を振り返り、それを今に活かしたり、また未来を想像して今をよりよく創造してゆく能力が与えられています。それが人間の特徴ではあるのですが、一方、その心の能力があるが故に、とらわれて間違った判断をしたり、余分なことで苦しむのです。

こうした状態を解脱していくには、五官の働きと、それに伴う感情や心の活動のあり方、そして今ここに生じていることと、それによって生じた思いなどの関係に明晰に気づくことが必要です。

アナパナサティーの⑦や⑧の段階は、入息・出息という唯一起こっている現実を見すえながら、同時にこれらの関係に明晰に気づいていく、というレベルです。これらの関係が見えてくれば、起こってきた感情を認め、その依ってきた由縁もわかり、それゆえ受け入れることができます。また、その由縁が理解されている故に、執着なくその心を手放せ、結果として平静になっていくことができるのです。釈尊は、この呼吸を観察する冥想法を通じて、冥想法の原点を説かれたのです。

この呼吸法を冥想する方法にはさらに深いレベルがありますが、それはまた別の機会にゆずりましょう。

4　健康に役立つ呼吸法の基礎

呼吸はまず吐くこと

今日の日本人のほとんどが最初に呼吸法といわれるものに出会うのは小学校のラジオ体操でしょう。体操の授業の最初や終わりに手を回したりして、深呼吸という形で呼吸法を教わります。それはいつも「はい、息を大きく吸って、吐いて」だったはずです。

しかし、「呼・吸」と書くように、呼吸は伝統的には吐くこと（呼）が先であり、吸うことは後なのです。実際に「ハー」と息を吐いてから吸うと、より深く、より多く息をすることができます。吸うためにはまず「呼」が必要、と古代の先人は気づいていたに違いありません。「吐くことを中心に呼吸する」という原則はとても重要で、あらゆる呼吸法の基本です。

吐くと吸うは、収縮と拡張のリズムでもあり、古代からいう陰陽のリズムであり、宇宙にある根源的力（求心力・遠心力）の、生物への表れでもあります。この差が大きいほど、出入りする空気の量は多く、生命力は旺盛です。

しっかり息を吐ききる練習をすれば、横隔膜や腹筋などの呼吸筋群が強く収縮することになり、その反発で、自動的に胸部や腹部は拡張しやすくなるため、より多く呼吸できるのです。吐くときに使われる呼吸筋は吸うときよりも多くの筋肉が自然に参加するので、吐くことに力点をおいたほうが無駄がないのです。腹式呼吸や丹田呼吸などという前に、精一杯息を吐けば、自然に腹式呼吸になり、丹田呼吸にもなってくるのです。

ヨガでは、呼吸力は生命力であると考えていますが、同時に自分に不要・不適なもの、毒になるものを出す力＝排泄・排毒力であると教えています。また、呼吸力はリフレッシュする力で、代謝力でもあるのです。英語でも息を示す（breath）は生命力の意味でもあり、また活力（バイタリティー vitality）と呼吸量を示す肺活量（vital capacity）は、同じ語源なのです。

胸式呼吸と腹式呼吸

呼吸法について「腹式呼吸がよい呼吸法で胸式呼吸が悪い呼吸法のように言われたが、腹式呼吸はどうすればいいのか」と聞く人がよくいます。また、「丹田呼吸法は腹式呼吸法なんかよりずっとよい呼吸法なのですね」という人もいます。

どうも腹式呼吸法は呼気時に腹が凹む呼吸法と勝手に定義し、逆に呼気時に下腹を凸まし、力を入れる呼吸法が丹田呼吸法のように説明する人がいることがわかりました。

このような説明の仕方では呼吸について正しい理解ができませんし、腹式呼吸法（横隔膜の上下運動で行なう呼吸法）と別個に「丹田呼吸法」があるような言い方をするなら、それは嘘だといわざるを得ません。丹田呼吸法は丹田に気や力が集まる呼吸の方法、ということならまだわかるのですが、「腹式呼吸法ではダメだ、丹田呼吸法をやりなさい」というのは間違いです。

腹式呼吸法と胸式呼吸法は次の意味で区別します。

①腹式呼吸法は、呼吸のとき腹が前後に動くので、一見腹に空気が入ったように見えるから俗にこう表現するのですが、実際は横隔膜が上下に動いていて、その動きで肺の内外圧が変化し、外から空気が出入りする呼吸法をいいます。

②胸式呼吸法とは、肋骨の開閉運動による気圧の差で空気が出入りする呼吸法です。

私たちは、通常、自然に両方が混ざった方法で呼吸しています。しかし、ほとんどの人が両方とも不完全で、浅い呼吸になりがちです。肩首を凝らしている人、鳩尾《みぞおち》が固い人、猫背の人、背中で両手を組めない人、腕の筋肉に凝りがある人などは、呼吸だけを深くしようとしても無理です。呼吸に関係する筋肉群の柔軟性を高めることや、多少なりともリラックス能力を高めて、心の緊張を減らすことが先決問題です。

ヨガでは呼吸法の前の段階にいわゆる体操に見えるヨガ・アサナを行ない、呼吸を深くする土台として胸や腹の筋肉の拡張力を高めます。私はヨガを実習しはじめる前後で、肺活量が一五〇〇㎖増えました。身長は一六四センチですが、肺活量は五二〇〇㎖あります。

一般的には通常時の無意識的呼吸は一分間に一五～一七回程度行なっていて、このときは肺の最大呼吸量の一〇～一六％しか使っていないといいます。一日に数分間でも肺の能力を大きく使うのと、そういう機会がない生活とでは、人生のすべてが変わってくるといえます。

無意識層への入口としての呼吸

呼吸については、どの研究者も重視していることがあります。それは呼吸器官が、運動神経系と自律神経系と二重に支配されているという点です。

胃や心臓など他の内臓器官は、手足のように意志で動かすことはできず、自律して勝手に働いています。しかし呼吸器官だけは、ある程度の限度はあるにせよ、意思で留めたり、速くしたり遅くしたりできます。かといって呼吸するのを忘れて死ぬ、ということもなく、ふだんは自動的に呼吸が行なわれています。この点が古来、自己を無意識層のレベルからコントロールするときの入口として呼吸が重要視されている理由なのです。

現代科学では、呼吸の役目は主として酸素を摂取し、二酸化炭素を排泄することとされています。それ故、呼吸による氣やプラナの効果といっても、すぐには理解されません。私たちの心は、何かを意識したりそれに焦点を合わせたりすることができ、だれでもちょっと練習すれば、たとえばたくさんの雑音の中から自分が知っている音を聞き分けることができますし、眼は自動焦点カメラのように、目的の対象物の動きだけに集中して、他の動きを無視することもできるのです。

呼吸にも実際こういう面があります。心との関係で、物質レベルでは説明のつかない活力効果が生じますが、これを私たちはプラナ＝氣の効果と呼んでいます。つまり、呼吸も、単なる空気、すなわち酸素が五分の一、窒素が五分の四含まれている気体というような科学的説明で言われるものではなく、自分を活かしてくれる元氣の素が吸気とともに入ってくる、とイメージするだけで、磁石が雑多な砂の中の鉄粉を吸いつけるように、実際に元氣が引き寄せられて湧いてくるし、逆に息を吐くときに、疲れや痛みが出ていくとイメージするだけで疲れが取れ、痛みがなくなるか弱まるのです。

こういう事実に気づいたヨギは、空気を吸うときも、いかに効率よく自分を活かす力に変えるか、氣をコントロールするかなどを重視し、これをプラナ・ヤマ（氣のコントロール法）と呼んだのです。

プラナ（氣）の中には食事でいただく「地の氣」もあります。同じカロリーやビタミン、ミネラルがある食物でも、どのような食べ方をすればより吸収されやすいか、どういう心で食べればもっと自分の栄養になるか、なども研究したのです。実際、感謝の心で食物をいただくのと、味覚の善し悪しだけで食べるのとでは、からだにとっての意味がずいぶん異なります。

呼吸の深浅に影響する条件

呼吸の深浅に影響する条件は、次のように分類されます。すなわち、①自律神経の失調・ストレス、②呼吸関連筋肉群の凝り、③背骨の歪み、胃や肋骨の下垂、④内臓の腫れ、便秘、⑤呼吸器の病気等です。

ほとんどの人が呼吸と心の関連、呼吸と姿勢、呼吸と胸や背中の凝りとの関連などに気づいていないのですが、たとえば休みたいときに休む、もっと寝ていたいときに寝ているなど、自分の生命の要求に従っていられないような生活が長年連続すると心身の疲労やストレスがたまり、筋肉の硬化や血行不良などが重なり、自律神経の調子を狂わせます。こんな人は、心のリラクセーションや全身が和らぐ方法を実行することが必要です。

また、同じ仕事をしてもストレスになるか否かは、その人の心の姿勢が大きく影響するので、常に楽しんで仕事や家事をするよう心がけることが大切です。楽しんで行なえば自然に楽な深い呼吸になり、同じ作業を行なっても疲労しにくくなります。

感謝の心は心の正しい姿勢の基本で、不幸や苦しみ、困難に見えるものにも感謝できるように自分を洗心すればするほど、それらに対する抵抗力は高まり強まります。人生は「ありがとう」を多く言った人が、結局は勝ちなのです。

③について、たとえば猫背の人は、意外にも自分は呼吸が浅いと思っていないものです。肩をひどく凝らしている人に、ふつうに揉《も》んでも効かない場合があるのと同じで、呼吸感にも筋肉感にも麻痺が生じます。痺《しび》れや麻痺《まひ》、鈍化は氣血の循環不良が大きく関係しています。猫背や胃・肋骨の下垂等の原因には、悪い姿勢の習慣化や、食べ過ぎなどの食生活の悪習慣、閉鎖的な心の傾向などが関係しています。ですから深い呼吸のためには氣流を修正するヨガを行ない、下垂や歪みを取り、正しい感性を取り戻すことが必要です。

④の内臓の腫《は》れとは、たとえば肝臓の腫れなどです。東洋医学やヨガには、病院の検査値に出なくても肝臓の異常を読み取る方法があります。上向きに寝て、軽く右肋骨の下縁部にそって中のほ

うへ指で押すと、ひどく痛がる人がいますが、こういう人の肝臓は過労しています。私の経験では、怒りっぽい人、過食過飲の人、ファーストフードをよく食べる人、中間管理職の人などに多いようです。肝臓の腫れがあったり便秘の人は、腹部の緊張が取れないので、呼吸は浅くならざるを得ません。

呼吸を深くするツボはたくさんありますが、代表的なものを紹介しておきましょう。肘《ひじ》の内側の曲がりめから指四本分くらい手首側へ下がったところに「郄門《げきもん》」というツボがあります（図11）。ここを刺激する前にまず深呼吸をしてどの程度の量が入るかチェックしておき、次にこのツボをゆっくりと一分間ほど押して、もう一度チェックしてください。ほとんどの方が、呼吸が楽に深く入るようになっていることに気づくでしょう。

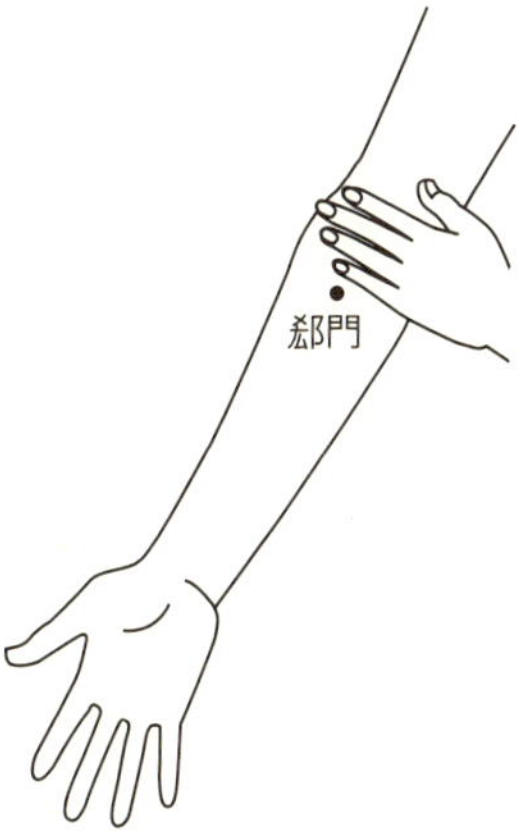

図11　郄門

呼吸の意味と効果

ここで呼吸の科学面の意味と効果を少しまとめておきましょう。

①酸素の効果

細胞は酸素なしには生存できませんし、機能も発揮できず、食物もエネルギー化できませんが、浅い呼吸が続くと細胞が酸素不足でリフレッシュできなくなり、老廃物が排泄しにくく、内臓ももてる能力を存分に発揮できなくなります。また、酸欠傾向の細胞がガンのような変異を起こしやすいとも言われています。

酸素の必要度はどこの器官の細胞かで異なりますが、ふつうの筋肉細胞に比べて、心臓の筋肉細胞は五倍以上、脳の神経細胞は二十倍以上の酸素が必要とされるので、浅い呼吸をしているといちばん悪影響を受けるのは頭と心で、次に心臓という順番になります。深い呼吸になると頭もよく働き、心は柔軟になり、大きくなります。

②マッサージ効果

腹式呼吸をしていると、横隔膜の運動で内臓が運動することになり、マッサージされて血行がよくなり、たとえば肝臓の機能が高まる、という効果もあります。逆に浅い呼吸ですと、内臓の機能もその能力を十分発揮できないのです。

呼吸と血行・血液循環

呼吸法を練習して深い呼吸ができるようになっても、細胞レベルで呼吸の効果が現われるためには、血行もよくなければなりません。血行をよくするには運動が必要ですが、運動もやり方しだいで時にはからだの使い方に偏りが出てしまったり、からだを傷めてしまったりしますので、十分注意してください。

走ることは大きな筋肉の血行や心臓の血行をよくしますが、からだにとって負担が大きすぎる場合もあります。また氣のめぐりや小さな筋肉、心臓以外の他の内臓の血行を必ずしもよくしません。

　私は皆さんに歩くことをおすすめしています。それは万人に比較的無理がなく、「足は第二の心臓」と言われるように、脚裏筋肉の収縮伸張運動が血液の還流を助けるからです。もちろん、歩く速度や時間など自分に適した状態で行なうことが必要なのは言うまでもありません。歩き方も重要な要素ですし、歩くと膝や腰が痛くなる人は、まずからだの歪みを直すことが先です。しかし、これらができたとしても、内臓の血行や氣のめぐりをよくするという意味ではまだ不十分です。

　ヨガのポーズと言われるものは、いわゆる運動ではありません。やりにくい姿勢や動作をして、その形を保ちながら深呼吸と意識集中を続ける、というのがそのテクニックです。ですから、呼吸法と言ったほうがふさわしいかもしれません。

　なぜこういう方法で行なうのかというと、そうした方法によって初めて、滞っていた氣が動き始め、鬱血していた血液が流れだし、真の意味で血行がよくなるからです。ふつうの運動では動かなかった部分の氣が動き、血液やリンパ液が動くようになるのです。ふつうの運動では、中心的に動く筋肉群では氣が動きますが、縮んでいて動きの邪魔になるような場所の筋肉はそのままになってしまいます。また、ヨガのポーズをすると、呼吸の邪魔をしていた筋肉の凝りや縮みが取れて、深く呼吸できるようになってきます。

　ヨガのポーズの基本形はすべて、人間が陥りやすい姿勢の逆の姿勢になっています。たとえば、老化につきものの猫背姿勢の逆である「反るポーズ」（魚のポーズや弓のポーズなど）や、脚裏が縮

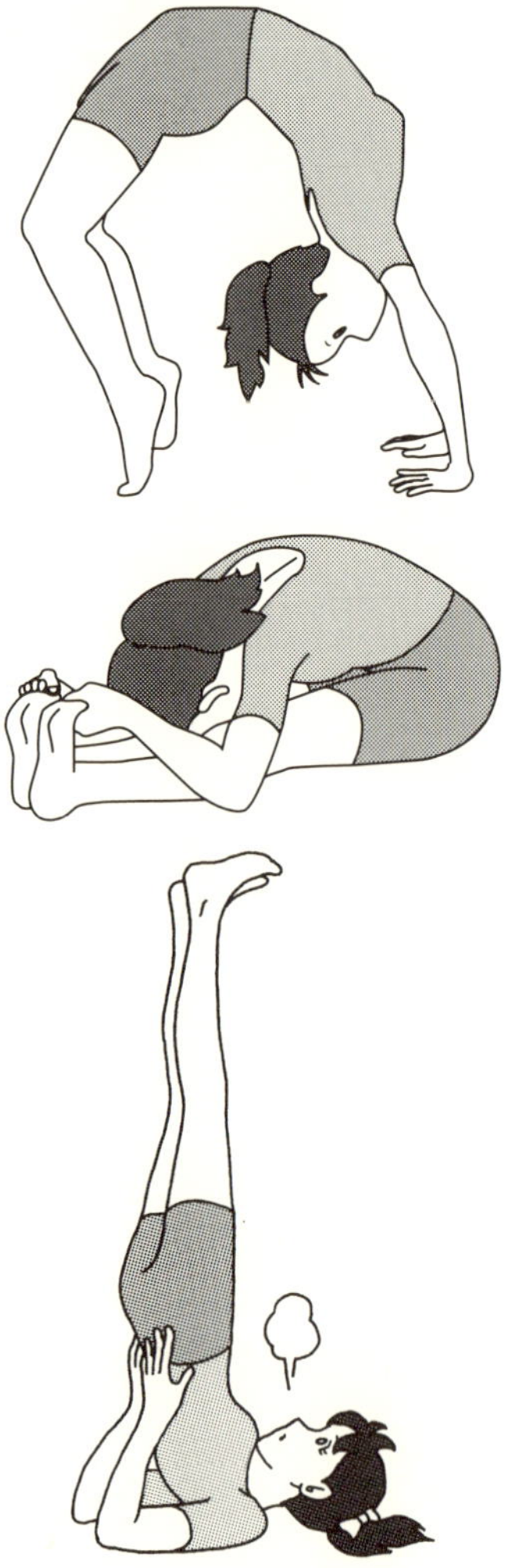

図12　反るポーズ，前屈のポーズ，逆立ちのポーズ

んで伸びにくくなる体型の逆である「前屈のポーズ」などがそれです（図12）。

二本足で立って行動している人間は内臓が下垂しやすいのですが、「逆立ちのポーズ」は内臓の位置を一時的にでも重力に対して逆向きにしますので、内臓とそのまわりの支持組織にとっては変化刺激となり、立位で行なう運動では期待できない血液の流れを促すことになります。こうして、血行をよくするという意味でも、ヨガのポーズはふつうの運動やスポーツでは決して得られない効果をもたらします。

内臓の血行までよくする動かし方はもう一つあります。それはからだをゆっくりと動かす氣功法の動きです。昔は導引法と言いましたが、これは氣を導き引くという意味です。体操が明治以降の物質的世界観に基づいて肉体を相手にする概念であるのに対し、氣功法は「氣のからだ」を前提として生まれたもので、その意味ではヨガと同じです。

導引や氣功を体操的にやるとあまり効果はありませんが、力を抜いてゆっくりと、意識とともに動かす方法で行なうと、氣が全身に満遍なく広がり、よりよく動くきっかけになります。

呼気と吸気の成分と心身への影響

呼吸のときの物質的な空気の組成を見てみましょう。平地での空気の成分は、窒素七九・〇二％、酸素二〇・九四％、二酸化炭素〇・〇四％だとされています。われわれはこの空気を吸っているわけですが、体内にいったん入って出てくる呼気の成分は、窒素七九・〇二％、酸素一六・三〇％、二酸化炭素四・五〇％とされています。呼気の中に、まだ空気中の割合の四分の三の酸素が入っているのです。

溺れた人などに行なう人工呼吸は、昔は胸部圧迫法がふつうでしたが、近年はマウス・ツー・マウスが主流になっています。これは、呼気の成分でも蘇生が十分可能で、より平易な方法であり、空気中の酸素成分の刺激より、施術者の氣のエネルギーや、呼吸器への収縮・拡張の刺激のほうが呼吸中枢を刺激覚醒するからなのです。

呼吸運動は、細胞に酸素を運ぶだけでなく、心身にさまざまな影響を与えます。たとえば、吸気は「氣」の動きとして働くときに、筋肉に対して緊張刺激となり、逆に呼気は弛緩刺激になります。そのため柔軟体操の目的で、たとえば前屈するとき、吸気で行なうと無理になりやすく、逆に呼気で行なうと、無理なく前屈ができます。また、武道や運動で転がったりするとき、ハーと息を吐きながらやるとケガをしにくく、吸いながら転がるとケガをしやすくなります。

呼吸を使って神経を興奮させ、奮い立たせたいときは、ゴリラがやるように、胸を張ってグーッと息を吸い込み（交感神経の刺激）、胸を両手で叩くと興奮してきます。逆に、吐く息を吸う息より長く、ゆっくりと行なうと（副交感神経の刺激）、神経は鎮静して、自然に落ち着いてきます。

ケガをして痛みが襲ってくるときに「イッタッタッタッ」と息を留めてしまうのではなく、「ハー」と意識的に息を強く吐き、次に「ウムーッ、ウムーッ」とうなるように吐き続けると、痛みの強さが中和され、早くおさまります。これを「うなり呼吸法」といいます。また、痛みで萎縮した部分が凝って二次的な異常を作り出すこともありません。

氣の上下への動き、すなわち「重心の上がり下がり」は、吸息のときは重心が上がり、吐息のときは下がります。これを意識的に応用すると、たとえば柔道で相手が息を吸いかけたときや吸っているときには技がかかりやすく、逆に相手が技をかけてこようとしたときに強く吐くと、技がかかりません。吸息はスキを生むのです。

心の面で、氣が上がって頭が真っ白になったときなどは、息を強く吐きながら、相撲でやるような四股《しこ》踏みを行なうと、氣が下がって、早く落ち着くことができます。

感情面では、泣いているときは自然に「クン、クン」と吸う息が強調されますし、笑っているときは自然に「ワッハッハッハ」と吐く息が強調されます。別段おかしくなくても、息だけで「ハッハッハッ」とやっていると、「笑い」の感情が内部から起こってきます。

留める息には、吸って留める息と、吐いて留める息があります。私たちは決心したときには、「よーしっ」「ウム」など自然に息を留めますが、これは肚《はら》に自然に力を集めているのです。弓で的を狙っているときは、自然に息を静かにして留めています。留める息は集中を助けるのです。

自分の力を集約統一したいときは、吸った息を留めます。ヨガではこれを「クンバク」と呼び、たいへん重視していますが、それは生命力が喚起されるからに他なりません。クンバクは胸に留めず、吸った息のうち半分くらいを吐いて、残りを腹に「ウム」と降ろします。下腹が少しふくれ、同時に肛門は締めます。伝統的なヨガでは、吸息１：保留息４：吐息2の割合になるように練習せよ、と教えています。この割合で呼吸すると、生理的・心理的機能が最高に働くとされているからです。

	筋肉	自律神経	感覚	重心	心の状態	代表的感情
吸気	緊張	交感神経	興奮促進	上がる	興奮する	泣く
呼気	弛緩	副交感神経	沈静緩和	下がる	落ち着く	笑う

呼気と吸気のまとめの表

呼吸器は肺だけではない

肺は、肺自身が腕のような筋肉をもっていて、それ自身で収縮拡張して呼吸するのかというと、そうではありません。横隔膜や、肋骨の間の筋肉や腹筋、胸や背中の筋肉群、腕の筋肉などが連動して呼吸ができています。ですから実際は、全身の筋肉が協力して呼吸させているといったほうがいいぐらいです。

からだが固いのは呼吸とは関係がないように思っている人がいますが、とんでもない間違いです。からだが固いことは呼吸を浅くしていることと同じだと理解しなければなりません。また、本来深い呼吸ができるのに、からだの不自然な使い方を続けていたり運動不足のため、自分で自分のからだを痛めてしまっていることに気づかねばなりません。肩や首を回したり、肩甲骨の間をほぐしたりすれば、呼吸を深める助けにもなります。これらの筋肉や骨は呼吸器であるとも言えるのです。

そして、もう一つの呼吸器官といったほうがいいのが皮膚です。われわれ人間が皮膚呼吸をしていることはよく知られていますが、実際、皮膚を長い間完全に塞いでしまうと呼吸困難におちいります。私は学生時代に役者をやっていたとき、全身をドーランと呼ばれる油性白粉で白塗りにして舞踏をやっていたことがありますが、これは皮膚の穴を塞ぐので、それで運動すると非常に早く疲れてしまったという経験があります。

ふつうの皮膚の状態なら三〇分は疲れなくても、皮膚を被ってしまうと一〇分ももたないことがあります。皮膚呼吸の割合は現代科学では肺呼吸の一％程度以下と言われていますが、実感的にはもっと多いと思われます。とくに氣のからだのレベルで氣の出入りが制限されることになるので、心身の健康に大きな影響があります。

エアコンが効いている部屋にいつもいますと、皮膚呼吸の能力が落ち、元氣の出入りも悪くなります。皮膚の穴は暑いと開き、寒いと引き締まるのですが、この開閉の幅が狭まってしまい、寒暖の変化に対する適応力も落ちて、風邪を引きやすくなります。皮膚の穴の開閉力が落ちて、邪氣の排泄が不良になって詰まると風邪をひく、と思ってください。

入浴のときにお湯に入るだけでなく、水を何杯かかぶり、またお湯に入ることを繰り返すか、水浴槽がある場合は少しずつ慣らしながら水浴もして、温冷交互浴を行なう習慣をつけると、皮膚呼吸がさかんになって風邪をひかない元氣なからだになります。また、裸でいると、気持ちよくさわやかな気分になれます。このさわやかな気分が、皮膚呼吸がさかんで氣の出入りや流れが旺盛であるかどうかの目安になります。

意識と呼吸の関係

一般的常識として、呼吸する空気がいい空気か汚れた空気かはいつも問題にされます。しかし、空気を呼吸する人間の心がどういう状態だと呼吸の質や心身に与える影響はどうなる、といった研究はまったく知られていません。

最近よく呼吸法に関する本を見かけますが、それらを見てもそうした問題にはほとんど言及されれていません。しかし、ヨガや氣功を実践している者からすると、呼気・吸気の性質を活用することが、生活上とても大きな利点があることに加えて、意識の力や心を呼吸に加えることで、とても有益な結果を生み出すことができるのです。呼吸と意識の関係を学ぶことはそれほど重要であり、生活に大いに役立ちます。

職種によって異なりますが、現代は肉体疲労より、神経疲労といったタイプの疲労のほうが多くなっているでしょう。この種の疲労には、悩みからくる疲れや頭の疲れ、パソコンなどに集中した後にくる疲労感などが含まれます。

これらは部分疲労と呼ばれる疲労で、一部の神経細胞の酸素不足や、老廃物の滞留が主な原因の疲労感で、全身に老廃物がたまって全身が休養を必要としているわけではないのです。いわば真の疲労ではなく、疲労感だけなのです。部分疲労は肉体疲労を取るときと同じように熱い風呂に入ったり、寝たりしてからだを休めるだけでは、あまり効を奏さないことがあります。

疲労感があるときは、それが部分疲労なのか全身疲労なのかを見分ける必要があります。部分疲労の場合は、寝ようとしても神経の一部が興奮していてぐっすり眠れません。浅い眠りしかできないのです。肉体疲労の場合は、横になればバタンキューで眠ってしまえます。

部分疲労、とくに神経疲労は、呼吸を変え、気分を変え、深呼吸すれば、単に寝るより早く疲労感がとれます。とりわけヨガのプラナ・ヤマ（気のコントロール法）を応用した浄化呼吸法を行なうと、一〇分間行なっただけで、あっと驚くほど疲労感がとれて、元氣を取り戻せます。私自身しばしばこの方法を応用しています。

〈浄化呼吸法〉

①楽な姿勢で目を閉じ、自分はいまとても景色がきれいで、空気のおいしいアルプスのような場所にいるとイメージします。

②そこにいることをイメージしながら深呼吸するのですが、呼気は口を尖らせて、数回にわけて口から吐き、吸気は鼻で行なうのが原則です。

③呼気のとき、肩や首などすっきりしないからだの場所から疲労毒素を口の中に集めるようにイメージします。そして口の中にいったん溜めてから濃縮して吐き出すような気持ちで、尖らせた唇の間からピューと吐き出します。これを数回行ない、疲労毒素を出すことに努めます。

④吸気は、きれいな空気で一息ごとに全身がリフレッシュされていくとイメージします。

神経疲労だけでなく、お酒を飲んで酔った状態を早く脱したいときは、疲労毒素のイメージをアルコール毒素に置き換えて行ないます。口を尖らせ、火を近づけたら火がつくような濃縮されたアルコールが出ていくようにイメージすると、アルコール分は早くからだから出て行きます。

口呼吸と鼻呼吸

いま日本人には鼻での呼吸が十分にできず、口での呼吸が大半になってしまっている人が増えています。これが結果的には免疫力を弱めることになり、花粉症や喘息《ぜんそく》、じんましん、アトピー性皮膚炎などの発症に大きく関与しており、ひいては免疫系の異常である関節リューマチや悪性リンパ腫などになりやすい体質をつくる、と医師の西原克成医学博士は警告を発しています。

私はこの説にはまったく同感です。ヨガが伝統的に教えている呼吸法でも、吐く息のほうは、肺や体内の邪氣の浄化を目的とする場合だけ口で行ないますが、吸う息のほうはほとんどすべて鼻で行なうように教えています。それは口からいきなり空気を吸って肺に入れてしまうと、さまざまな異物やばい菌がチェックなしで素通りし、からだにとって害があるからです。

ヨガでは鼻から水を通して鼻孔の清掃をしたりしますが、これを実行してみてわかるのは、鼻孔をきれいに保つと嗅覚が敏感になることです。人間の嗅覚は、犬などに比べてとても衰えてしまっていますが、嗅覚の衰えは集中力の衰えにつながり、プラナの吸収力を弱めるので、鼻孔を清潔に保つことが大事だと教えているのです。また、片方の鼻から交互に吸息・吐息を繰り返して、氣道の浄化をすることは、氣のコントロール法・呼吸法のもっとも基礎になるものと教えています。

この氣道という概念は、一般にいう空気の通り道という意味だけでなく、血管やリンパ管の循環器系や神経系を含め、中国伝統医学でいう経絡《けいらく》のすべて、すなわち目に見えるレベルの流れから電気的な流れ、そして科学的には未解明ながら全身に張り巡らされていると考えられる見えないレベルの流れのすべてを含んでいます。ヨガの言葉ではこれらを一括して「ナディー」(通路、振動路などの意味)と呼び、その数は文献によって異なりますが、たとえば七万二千、すなわち無数にあると教えています。

これらのことから、ヨギたちは、鼻呼吸でなければ生命エネルギーの吸収・分配・保持がうまくいかず、さまざまな病気や異常を引き起こすことになると気づいていたようです。

私は西原氏の著書『健康は呼吸で決まる』（実業之日本社）を読むまで、哺乳類の中でも人類のみが、口呼吸が可能な構造をしているとは知りませんでした。爬虫類はもちろんのこと、哺乳類でも犬や猫や猿は口呼吸ができないそうです。犬が暑いときに舌を出してハーハーやっているので口呼吸をやっているのかと思っていましたが、実際は呼吸は鼻でしか行なっていないのです。なぜなら、それらの哺乳類は鼻と気管はつながっていても、口と気管とは吠えるときなど一時的にしかつながらない構造になっているからです。

ただし人類のみといっても、生後一年以内の赤ん坊は他の哺乳類と同様に口呼吸ができません。成長するに従って、それまで鼻の奥で直接つながっていた鼻腔と気管が離れてきて、口でも鼻でも呼吸できるようになるのです。

人類が口でも呼吸できるような咽頭部の構造を獲得したのは、他の動物の単なる鳴き声としての発声から、複雑な言葉を発するようになったことと不可分のことと言われています。しかし一方、これにはプラスの意味だけでなくマイナスの意味もあり、口呼吸をするようになった結果、他の哺乳類にはみられない、生体防衛の機構が狂う免疫系の病気も起こるようになったのです。

口呼吸の弊害

私が育った家でもそうでしたが、子どもが口をあけて呼吸しているのを見たら、親や祖母が「口を閉じて鼻で息をしなさい」、また食事のときも「口を開けてクチャクチャ嚙むのではなく、背筋を伸ばして口を閉じてよく嚙みなさい」と言って、鼻での呼吸やよく嚙むことを理屈ぬきでしつけたものです。

嚙むという動作は、一見呼吸と関係がないように見えますが、実は大いに関係があります。すなわち、咀嚼筋《そしゃくきん》は発生学的には魚類のエラと類似で、呼吸関係の筋肉群と連鎖して働くのです。ですから、よく嚙むことが脳の呼吸関係の神経細胞を賦活することになり、呼吸筋の協調連携を全体的になめらかにし、呼吸が深まることに役立つのです。

したがって嚙むことは、①食物をこなごなにして唾液と混ぜ合わせ、より消化しやすい状態にする。②舌や口腔内の感覚細胞から神経細胞を介して、脳の命令により胃腸での消化吸収に必要なちょうどいいだけの消化液や酵素類を自動的に分泌させる情報を得る。③摂取した食物を消化・吸収・中和・排泄するのに十分な酸素を得るべく呼吸を深める、という作用があることになります。よく嚙まないことと口呼吸は、呼吸を浅くしてしまう原因の一つになるわけです。

姿勢が悪いと呼吸が浅くなり、口呼吸になってしまうことは、いくら強調してもしすぎることはありません。多くのお年寄りに会った経験から言えば、お年寄りでも背筋が伸びていて太っておらず姿勢のよい人はみな元氣で病気になりにくいようです。また、頭もぼけていず、考え方も若々しく、いつまでも勉強熱心です。

反対に、腰が曲がっていたり、猫背だったりするお年寄りは、病気がちで、頭も早くぼけ始める人が多いようです。だれでも意識的に背中をまるめてみると、首が前に出て頭が上向きになり、顎があがり口が開きやすくなり、呼吸が浅くなることに気づくでしょう。逆に胸を張り、背筋を伸ばし適度に顎を引くと、それだけで呼吸が楽になって、より多くの空気が自然に出入りするのがわかります。

心の面での緊張癖（怒りっぽい、気があがりやすい、感情的になりやすいなど）は、肩首にいつも力が入った状態になり、肩甲骨部が固くなり、猫背姿勢を無意識に作ってしまうことになります。ですから常に腰・丹田に意識を置き、背筋を伸ばすようにしていることがとても大切です。

こうしてみると、古来からのしつけの智慧には、単に行儀が悪いという見た目の問題だけではなく、科学的な意味があったことがわかります。

5　ヨガの完全呼吸法

呼吸の仕方の分類

ヨガでは、ふつうに人々が行なっている不完全な呼吸の仕方を三種類にわけ、その三つをそれぞれより完全なものにし、さらにその三つを統合した呼吸法を完全呼吸法または全体呼吸法と呼び、精神性の啓発のためにはこの完全な全体呼吸ができるように訓練することが不可欠と説いています。
俗にいう胸式呼吸・腹式呼吸という分け方について前に説明しましたが、より正確には、以下の三種に分けられます。ほとんどの人がこれらの不完全な呼吸癖になってしまっています。

①上肺呼吸（鎖骨呼吸）

三つの中ではいちばん劣った呼吸の仕方です。肩と鎖骨と胸の上部を上げ下げしながらする呼吸で鎖骨呼吸ともいい、腹部・横隔膜の動きや肋骨の前後・左右の動きがほとんどない呼吸です。肺に出入りする空気の量は三つの中でいちばん少なく、胸や肩や首の筋肉を動かす労力が大きいわりに効率はよくありません。この呼吸癖になった場合は、顎が前に出て肩が上がり、背中が丸まり猫背姿勢になります。

腹部の慢性異常者や呼吸器が弱い人、神経症、ノイローゼの人には、この呼吸癖をもった人が多くみられます。

②中肺呼吸（肋骨呼吸）

肋骨が動くので肋骨呼吸ともいいます。この呼吸の仕方では、胸廓の一部の拡張・収縮の動きで空気の出入りをさせますが、横隔膜は上に上がりぎみで、上下への動きが少なく、腹腔も引っ込んだままで動きが少ないのです。

鎖骨呼吸よりは効率がよいものの、次の下肺呼吸に比べるとずっと不完全な呼吸です。胸が動くので、この呼吸を胸式呼吸と呼ぶ場合が多いようです。

呼吸法に無知の人や、肩・首・背中がふだんから凝っていて、リラックスできない心の状態が続く人は、この呼吸になりやすいのです。

③下肺呼吸（横隔膜呼吸）

この呼吸の仕方では、横隔膜の上下運動で空気が肺に出入りします。鎖骨呼吸、肋骨呼吸に比べればはるかに優れた呼吸の仕方で、効率も一番です。よつんばいになって呼吸をしてみると、横隔膜の動きは前後になりますが、自然にこの呼吸の仕方になります。

立位では呼気時に横隔膜はドーム状ですが、吸気時にこのドームが低まり、腹腔の器官に圧力が加わるので腹部が押し出される形になり、俗に腹式呼吸と言われています。

この呼吸の仕方では、肺の下部と中部にはある程度空気は入りますが、上部までは完全には満たされません。その意味では不完全ですが、しかし立位で生活するようになった人間にとって、今日、失われているのがこの呼吸の仕方であり、実際に先の二種の呼吸癖の人がこの呼吸の仕方を身につけると格段に呼吸が深くなり、心身ともに健康になれるところから、古来、この横隔膜（腹式）呼吸法を練習することが呼吸法の訓練の代名詞のように信じられ、その重要性が説かれたのです。

丹田呼吸法と呼ばれるものは、吐息で横隔膜を下げつつ、腹圧をかけながら丹田に氣を集めようとする方法ですが、その意味では横隔膜呼吸の一つと位置づけられます。丹田呼吸法のやり方は一八三ページを参照してください。

完全呼吸法と全体呼吸法

ヨガで説かれている完全呼吸法は、空気の出し入れの技術というよりは、「プラナ・氣=宇宙エネルギー=生命を活かしている力」の最高活用法・コントロール法の土台のために、本来もっている身体的な呼吸の能力を完全発揮させるという意味を強くもっています。

横隔膜を最大に上下させ、肋骨を前後・左右・上下に最大に拡張・収縮するように呼吸するには、呼吸関係筋肉群をどのように動かせばよいのかを内側から観察し、意識して研究しながら、肺の上・中・下の各部のすみずみまで空気が実際に行きわたるように一歩一歩練習していきます。

完全呼吸法には、吸息、保留息、吐息の三つの段階があります。保留息とは、息を吸った後、その息を留める方法です。最初は短く数秒程度行ない、練習を重ねるに従って、肺を圧迫せずに長く保留できるようにしていきます。保留中に、心と呼吸の関係、血液中の酸素濃度と気分の関係などに気づけるようになり、練習を重ねると、空気と、古代からいう氣・プラナの関係などに気づけるようになります。これがプラナを心身に取り入れる基礎となるのです。

完全呼吸法は、上記の下・中・上の三つの部分を連続的に意識して拡張しながら行なう呼吸法ですが、最初から完全にはできません。また、アサナによってある程度呼吸関連筋肉群の柔軟性を高め、肋軟骨の可動性も広げておかないと、本当はもっと拡張・収縮が可能でも、低いレベルでこれが限界と思ってしまうものです。

完全呼吸法の実習法

①背筋を伸ばし正座し、または椅子に座り、手のひらは上向きにして軽く腿の上に置きます。

②吸息は、ⓐまず横隔膜を下げ、胃のあたりが最初に膨らむのではなく、下腹から順次上に膨らませる気持ちで、ていねいに息を吸います。ⓑ次に、肋骨下部を左右に開きながら息を吸います。このとき、下腹部は凹んでいきます。ⓒ肋骨中部を前後に開く気持ちで吸い続け、ⓓさらに肋骨上部を斜め上方に突き出す気持ちで吸っていき、ⓔ最後に肩を上げて鎖骨あたりと肩のすぐ下のあたりに吸い込むつもりで息を吸います。これでほぼ肺全体を満たすことになります。

③次は保留息です。少し息を洩らしてから数秒間、息を留めます。このとき、肺にいっぱいになった空気を一部出すと、胸の緊張がとれ、余分な力が抜けます。また胸廓の拡張で上に上がっていた横隔膜が下がり、腹部が再び膨らみます。このとき、同時に下腹部に押し込むような気持ちで息を留め、肛門も同時に締めます。横隔膜を押し下げ、腹筋と腰背筋を引き締め、肛門筋を引き上げ、それらで拮抗しあうように保ちます。肩や鳩尾《みぞおち》の力は抜きます。

④次は吐息です。最初はゆっくりと緩めながら息を吐き、ある程度吐いてから意識的に空気を絞り出すような気持ちで、さらに吐きます。すべての呼吸筋を均等に締めて、姿勢は少し前かがみにします。八割ほど吐いたら、その力をゆっくりと緩め、背筋を伸ばしてゆくと、自然に吸気に交替します。

6　実生活に活かす呼吸法

時に応じたちょうどよい呼吸

一般には呼吸法というと、決まった形をすることのように思われがちです。しかしそれは呼吸法の入門であって、呼吸法そのものではありません。呼吸法の本道は、いついかなる状況でも、そのときにちょうどよい呼吸、必要な呼吸ができて、ちょうどよい心身の状態になれ、ちょうどよい行為ができることにあります。

それ故、私はかねてより「呼吸法」「プラナヤマ」「氣功法」を一つの技術として行なうよりも、毎日の生活の中のさまざまな姿勢や動作を呼吸法として行なうことのほうが重要だと強調しています。初心者の場合は、形のある呼吸法をある程度練習する必要があるでしょうが、それに留まらず、氣や呼吸法を、日常的に起こってくるさまざまな局面で応用し、自己コントロール法として活用することで、氣・呼吸についての理解が深まり、同じ動作をしても疲れにくくなったり、物事の修得が早くなったりするからです。

たとえば、恐怖で震えあがってしまいそうなときに安定した状態にすっとなれる、だれもが愕然と氣を落としてしまいそうなときに氣力を高めていられる、決して間違ってはならない重要な決断を迫られたときに冷静な状態で対処できる、などが呼吸法で行なえるようになるのです。

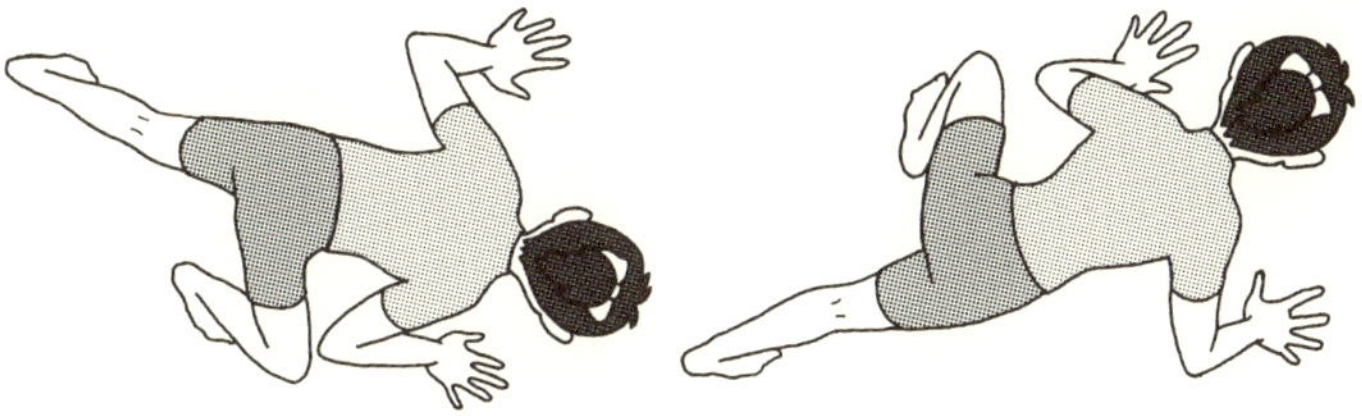

図13　「原始ガエル」の動き

古来いろいろな呼吸法が伝えられていますが、それらの呼吸法は、いわば「時に応じたちょうどよい呼吸」をするための土台をつくるのが目的です。私は沖師匠の「生活ヨガ、生活呼吸法、生活冥想」という教えにより、このことに気づかされました。

生きた呼吸法

沖ヨガには丹田強化呼吸法という訓練法がありますが、これは時に応じた生きた呼吸法の訓練の代表的なものです。この訓練にはさまざまな系統のものがあります。たとえば、よつんばいで原始ガエルやワニのような歩き方をしたり（**図13**）、エビが跳ねるような動きもしますが、これらは動物の模倣系統のものです。そういう動作で呼吸すると、ふだんの生活ではとてもありえないような氣の動きを全身に作り出し、その結果、あまり使っていなかった呼吸関係の神経や筋肉も動き、呼吸のあり方が変わってきます。

たとえば、私の受けた呼吸訓練にはこんなものがありました。師匠は丹田強化行法の時間のときに、八十畳ほどの道場にある舞台や高台（一～二メートルほどの高さ）から、「音をたてずに飛び降りてみろ」と命じます。それに従って修行生は、ベテランから順番に飛んでみます。そのとき、師匠は同時に「息を吐け、ハーと吐くのだ」とか「肛門を絞めろ」「笑いながら飛び降りろ」など、そのときに応じた呼吸法のコツを指示します。

初めての修行生が指示どおりにできることはまれで、何度か言われるように行なっていると、ほとんど音を立てずに飛び降りられるようになるのです。そのときは、足をぶつけてけがをするとか足を痛めることはなくなっています。中には、恐怖心からうまく飛べずに、打撲や捻挫、骨折をする者もありますが、その数は全体からみればごくわずかでした。私自身も最初のころはうまく飛べず、飛び降りたときの痛みもあったのですが、そのうちにうまくできるようになって、師匠の指名で模範演技をすることが常になりました。

この「音なし飛び降り行法」のコツはやはり呼吸で、息を強く速く吐きながら飛び降り、着地の衝撃のエネルギーは、下から上に逃がすように足・膝・腰のバネをうまく使うことです。着地の瞬間に筋肉が堅い状態でいるか、猫のように柔らかく衝撃を受けとめ、緩和する分だけ衝撃に合わせて力をコントロールできるかは、実は呼吸のコントロール力によるのです。心身の状態のコントロールは、呼吸のコントロール抜きにあり得ません。

なぜこんなことが呼吸法なのか、と思われる方もいるかもしれませんが、生活ヨガの修行の一つの意味は、「ことなきときに、ことあることを想定して、自分の氣の状態、神経・ホルモン組織、呼吸筋などのすべてにおいて、準備をしておく」ということでもあります。私たちはいざというときに、高い所から飛ばなければならないことがあるかもしれません。そんなときに高所からのジャンプのコツを身につけているのといないのとでは、精神的にも余裕の度合いが異なってくるにちがいありません。

また、単純に何かの呼吸法だけを練習しても、実際の生活ではなかなか役立ってこないということもあります。呼吸法は、より繊細な感覚を追っていき、冥想への導入の役割をもたせる意味が強い場合と、日常生活における姿勢や動作を、より合理的な状態へ導くことを目的とした呼吸法に分けられます。後者の場合は、動作の練習と一致させて行なうのが、早く身につける近道です。

生活の動作を呼吸法にする

日常生活で私たちは、歩く、階段を登る、走る、台所仕事をする、自動車の運転をするなどさまざまな動作をしています。ほとんどの人は、それらの動作を呼吸と無関係に行なっていますが、それでは余分な緊張をしたり、無意識に息を止めて疲れやすくしてしまったりしていることになります。ヨガや氣功では調身・調心・調息を三密の原則といって重要視していますが、呼吸を中心にして日常生活の動作を行なうと無理・無駄なく合理的に動作が行なえます。

①手始めにまず、歩く動作を呼吸と合わせてみてください（調息）。たとえば、速足で左右の脚の動きに合わせ、二歩吸って、二歩吐く、つまり「吸う・吸う、吐く・吐く、吸う・吸う、吐く・吐く」と歩いたり、その倍の四歩吸って四歩吐くなどをやってみます。同時に、自分にとっていち

ばん楽で、適切なからだの動かし方、歩幅や腕の振り方（調身）を探しながら行なう（意識の集中＝調心）と、歩くことが学びになり、要領がよくなると、疲れを知らない歩き方を体得できるようになります。私はふだんからこの方法で歩いており、ふつうに歩くときもスピードが速く、他の人に追い越されることはまずありません。といっても、無理に速く歩こうとしているわけではなく、その歩き方（呼吸法）で歩くといちばんロスなく歩けるのです。

②階段を上るときは二段上がりにして、踏み上がるときに腹に力を入れ、「フム、フム、……」というふうに、吐く息に力を入れて上がるようにします。

③またたとえば、机に向かってワープロを打ちながら原稿を作成するときも、無意識に肩が凝るような姿勢になっていることがあるので、できるだけ意識的に背筋を伸ばし、深呼吸をしながら行なっています。このようにしていると、次の文章が出てこないで考えあぐねているときなど、無意識に呼吸を止めてしまっていることに気づくことができます。それで、根を詰めて行なって苦しくなってから溜め息をつく、というような状態にならなくてすむのです。

④台所で食器洗いをするときは、屈んで腰が痛くなったりしないような姿勢を選び、余分な力が入らないような持ち方で、吐く息で皿洗いをしたりします。

⑤自動車の運転も、急いでいるときほど、意識的に深呼吸をしながら、また腰を伸ばして姿勢に注意しながら行ないます。ハンドルもできるだけ軽く握り、無駄な力を抜きます。

生活のあらゆる動作についてこうした工夫を常に行なっていると、自然にすべてにおいて無理・

無駄のない動作や呼吸ができるようになってくるのです。

痛みコントロールの呼吸法

日常生活の中では、さまざまなことが起きてきます。けがをしてとても痛いときがあったり、筋肉痛や凝りによる痛み、歯の痛みなどもあります。

痛みを緩和する原則に「腹に力を入れて、痛みが入ってくる速さの倍の速さで息を吐くと、痛みが軽減する」「うなり呼吸をすると痛みが減少する」「痛みからできるだけ離れたからだの箇所に意識を向け続けると、痛みを緩和できる」というのがあります。

私自身の経験ですが、重たい机と壁の間に手の指を挟んで骨折したことがありました。そのとき、とっさにこの「うなり呼吸」を思い出し、意識的に腹に力を入れて「ウーム、ウーム」とうなりながら、痛みを押し返すような気持ちで、すこしオーバーかと思うほどに数分間うなり続けました。すると痛みをうんと軽減させることができました。それから医者に行って骨折していることがわかりました。痛いときにはだれでも自然に多少はうなってしまいますが、それを意識的に行なうことで、生命の行なっている痛みの緩和法（自然に行なううなり）に協力したわけです。

歯医者で注射をしたり麻酔なしで治療を行なうときに、多くの人は無意識に肩や首に力を入れてしまいます。気づかずに無駄な緊張をしているのです。私は歯の治療のときは、足趾《あしゆび》や足裏に意識を向け、アキレス腱を伸ばして、治療箇所に意識が集まっていくのを散らし、またゆっくり鼻で吐き続けることを実行して、意識的に痛みの緩和を行なっています。こういう方法を思いつかなかったときは、余計な痛みを感じたり、治療後に肩や首が凝っていたり、歯医者にはもう行きたくないと思ったものでした。もちろん、歯医者に行く必要がないように歯を磨き管理することは、この痛み緩和法より重要に違いありません。

食欲のコントロールも呼吸法で

痛みのような感覚と同様に、欲望もある程度、呼吸法でコントロールが可能です。そのコツは、姿勢と呼吸と意識を合わせ、欲求の呼吸を満足の呼吸に変えることです。つまり、何かを欲しがっている自分を観察すると、そのものに対して前かがみになり、目は対象に吸い付けられて離れにくくなっていて、呼吸は無意識に止めているか、吸う息に力がこもっていることに気づくでしょう。これが欲求の呼吸の状態です。

たとえばお客さんを招いて食事をしたときに、その客が口で「もうけっこうです、お腹がいっぱいです」と言っていても、食べ物を見つづけていたり姿勢が前かがみなら、それは遠慮して言っているのです。逆に、目は食べ物から離れ、手をうしろについてからだを反らせ、フーと深く息を吐きながら「もうけっこうです」と言っている場合は、満足の呼吸ですから、本当にそうだ、とわかります。

食欲コントロール法は、この、からだを反らせて息をゆったり吐く、満足呼吸を意識的に行なってみるのです。すると不思議と食欲がスーッと落ちてきて、「もういい」となってくるのです。

限界を広げる呼吸法

からだを曲げたり伸ばそうとすると「痛い」という信号は大切にしなければなりませんが、たとえば風呂上がりのときは、同じように曲げても痛みが少なかったり、いま痛いと感じても、顔を緩め、ゆっくり深呼吸すると、その痛感のレベルが変わってくる、という事実にも注目する必要があります。これが限界と思っても、実際は、痛や快の感覚は呼吸によってかなり変化するものなのです。

生命は「快」を求め、「痛」を避けようとしますが、一見「痛」に見える「痛快」という、より高いレベルの「快」があることをからだでわかることが大事です。この痛快がわかってくれば、自分のからだに対する意識が変わり、からだを固くしているのは不自由で気持ちが悪くていやだ、という生命の声が聞こえるようになってきます。

たとえば、からだを伸ばそうとするときに、意識的にゆっくり吐く息で行ない、痛みを感じたらいったんそこで止めて、それ以上無理はせず、深呼吸しながら、顔は笑顔にして、少しずつ伸ばす練習をします。すると痛感のレベルが下がってきて、もう少し伸ばすことができます。この原則を、からだのあらゆる部分、さまざまな方向に徐々に繰り返し行なっていますと、次第に全身が柔軟になってきます。心も、そのときの「痛快」のレベルを楽しみ、味わうように自分を育てていきます。

無理をしてはなりませんが、痛快という「快感」を味わえる能力を育てないと、自己の本来もっている能力はどんどん制限され、不自由になっていることに気づかなくなってきます。からだをふだん使わない方向へ、深呼吸しながら使うことが「からだの手入れ」になり、老廃物を流すことになるのです。

日常生活のちょっとしたとき、肩や首を呼吸法をしながら回したり、両手を組んで吐息で伸ばしたり、うしろで組んで胸を突き出したり、手足の指の関節を回したりすることを、一日一度は行なう習慣を身につけましょう。

第四章　丹田力と仏性力

1　丹田とは

人間的生命力と丹田・仏性

生活ヨガでは、自分らしく生きるためには、古来から自己の生命の働き（力）の中心点とされる丹田《たんでん》の能力（丹田力）と仏性《ぶっしょう》の能力（仏性力）を開発し啓発することが必要だと説いています。生命の働きを現代風にやさしく表現するなら、「適応性の働き、恒常性維持の力、バランス維持の力」と言えます。丹田と仏性は、幅広い生命の働きを生理面と心理面から呼んだ名称で、本来は別々のものではありませんが、分かりやすくするために、便宜的に心身を分けて解説しています。

内容面から言うと、丹田力は、外からの力によって崩されない力学的（物理的）安定力です。また内部の生化学的なさまざまな機能のバランス維持力、すなわち自律神経系、内分泌系、免疫系の正常性を保つ力、安定力でもあります。治癒の観点から言いますと、自然治癒力です。

一方、仏性力は、内外からの刺激に対して、心理的な安定を保つ力です。仏教で言う浄化すべき三毒の心（貪り、怒り、無知）の状態は、心理的な安定を内から崩す要素ですが、仏性を啓発する行法を実行することでこれらの心が浄化され、コントロール力がついてきて幅広い心が育ってきます。それによってみずからを縛る心の状態から解放され、自然智が育まれてくるのです。人生で分かったといえる世界が広がり、不明なことが少なくなるほど、私たちの心は安定するようになります。伝統的に伝えられているさまざまな精神的な智慧の実行は、仏性力の啓発に役立つのです。

人間的生命力
- 丹田力＝物理的（力学的）・生理的バランス維持力＝自然治癒力・恒常性維持力
- 仏性力＝心理的・超心理的バランス維持力

解剖しても見えない丹田

丹田の「丹」は、元来、中国道教に伝わる不老長生の薬のことであり、「田」はそれを育てる場という意味です。丹田と仏性は別々に説かれることも多いのですが、本来は心身一如ですから、心理面の安定力を含めて「丹田」という場合が多いようです。中国ふうにいう上丹田（頭心部）と中丹田（胸心部）の内容は、それぞれ仏性の精神面、仏性の感情面に相当し、下丹田（腹心部）がいわゆる丹田と言えましょう（**図14**）。

日本では昔から丹田を肚《はら》と言い、胆力という表現もあります。ちょっとやそっとのことで動揺しないほど心身の安定力のある人を「肚ができた人」などと表現します。これは、肉体的な安定力というより、どちらかと言えば精神的な安定力をさす語です。

私の経験では、アメリカで私のセミナーにくる人たち（禅や東洋医学に興味のある人たち）は、

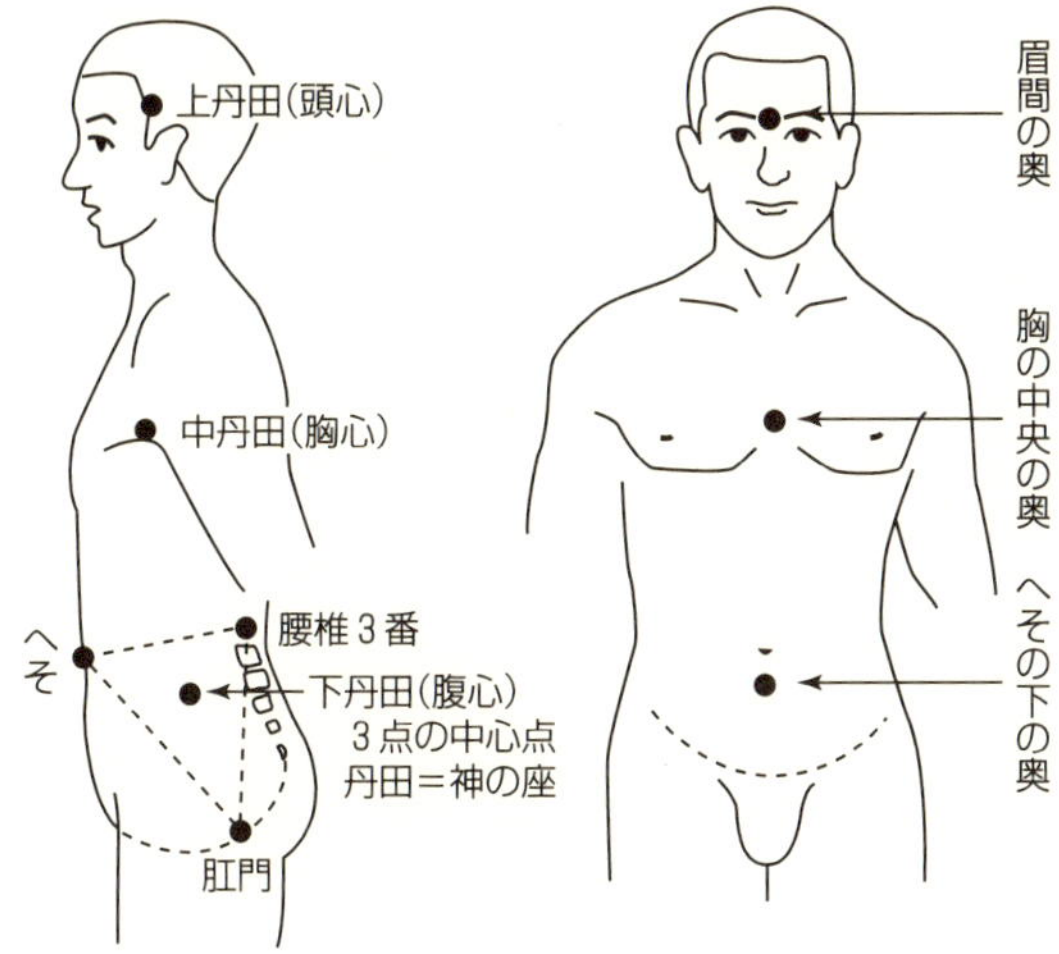

図14　上丹田・中丹田・下丹田

「丹田」より「ＨＡＲＡ」というほうが通じやすいようです。ある意味では、現代の日本人より彼らのほうがこの種の東洋文化・日本文化の価値がよくわかっているのではないでしょうか。

私は丹田や肚はたいへん重要な東洋の智慧であり発見であると思っています。しかし、日本ではわずかに呼吸法・氣功法や芸道・武道の団体の一部で「丹田」という言葉が使われているだけで、学校での体育教育、一般向けの健康づくり教室やトレーニング教室、フィットネス、またメンタルなトレーニング法にもこの概念はまったく出てきません。

今日、日本では国やその補助団体で健康づくりのための肉体的・精神的訓練法が公式に行な

われていますが、その訓練法や教育内容のほとんどは米国からの輸入もので、それらは物質科学的世界観に準拠していて、残念ながら東洋の伝統的な智慧は含まれていません。日本人が祖先から伝えられた心身一如の精神文化を捨ててしまって、遺伝的素質からして本来フィットしにくい訓練法をありがたがって無理に行なったり、肉体ばかりに偏った訓練法が公式採用されている現状は、まことに残念なことです。米国人が東洋の叡智を組織的に研究し始めたら、また追随するのだろうかと思います。

「丹田」は解剖して直接見ることができる筋肉や骨、肝臓や胃などの臓器とは質的に違った概念です。そのため、「へその下にある」と言われても、その存在が解剖学的に分からないことから、物質的に証明可能な世界しか認めないような風潮の中で、忘れ去られてしまったのでしょう。私は、丹田は肉体すなわち「目に見えるからだ」に重なってある「氣のからだ」に存在するものとして解説しています。

私たちのからだは、肉眼で見ている以外に別のレベルのものがあります。たとえば、最近よくテレビの実験番組でサーモグラフィーを使ってからだの温度差を連続体として示している映像を見かけますが、これも間違いなくからだのひとつのレベルです。不鮮明で動的な境界をもった人型の映像が、刻一刻と色合に変化を示しながら、生きている人体の温度変化の様子を見せてくれます。同じ肉体でも、焦点の当て方で異なって見え、さまざまな要素をもっていることがよくわかります。

肉体という宇宙を見るのに、どのフィルターを使ってどのレベルで見るか、どの角度で見るかによって見え方が異なりますが、現代人のメガネを外して見なければ、それらはなかなか見えてこないのです。昔の人の目になって、いわばエネルギーの動きに焦点を合わせるレベルで見て、そのレベルでさまざまな行法に取り組むと、丹田と呼ばれるものが徐々につかめてきます。

肉体はエネルギーの容器

私たちは、自分たちが受けた現代の教育を無意識に物差しとして使っています。そのため、肉体を「からだ」すなわち「カラッポの場」という容器としてみて、そこに「氣」が出入りし、「氣」が循環することで生きている、という伝統的な見方を簡単には受け入れられないのです。

少し想像してみてほしいのですが、仰向きに膝を曲げて寝た姿勢から、両手を首に当てて起き上がることをだれかがしているのを見たら、欧米人であれ日本人であれ、現代の多くの人は「あの人は腹筋を鍛える運動をしている」と判断するでしょう。しかし、もし戦国時代の武将が見たら、どうでしょうか。おそらく「肚《はら》を鍛えている」と考え、腹筋を鍛えているとは決して思わないでしょう。なぜなら、肉体の筋肉を部分的に鍛えるという発想が彼らにはないからです。武芸十八般といいますが、彼らはさまざまな武術を総合的に行なって、戦闘時の実践的能力である丹田・肚を鍛えていたのです。

東洋の叡智と呼ばれるヨガ・アサナや氣功法の動きを見ても、多くの人が「肉体を相手にした一種の体操」と錯覚し（これは明治以降の近代的概念）、「氣（プラナ）のからだ」を中心に動かし、

「氣の力の鍛練をしている」ことに気づかないのです。「からだ」を動かすのは運動や体操・スポーツだと既成概念でとらえ、筋力や筋肉の持久力をつけたり、技術を身につけたり運動不足解消のためにやるものだと考えているのです。

氣功やヨガを「呼吸法」と理解する人たちがいますが、呼吸法の意味を、単なる空気の出し入れの技術と考えているとすれば、氣功やヨガを体操とみるのと大同小異です。氣功やヨガは氣の活用法や訓練法の技術であることに気づかねばなりません。私たちは近代的メガネをはずし、昔、生きていた人たちの目になって体験していかないと、氣や丹田の本当の意味がよくわからないのです。

肉体レベルでの丹田の位置

「丹田」は解説する人によって、肉体レベルでの位置は多少違っていますが、だいたい「へその下の奥」と理解すればよいでしょう。私の求道ヨガの師匠・沖正弘先生は、「へそと腰椎《ようつい》3番と肛門を結ぶ三角形の中心点」と表現しています（図**14**参照）。

一方、大正から昭和初期にかけて、その超人ぶりでたいへん人気を博した肥田式健康法の肥田春允氏は、丹田（正中心）の位置を「へそ（A点）から水平に腰椎と仙骨の接合部（B点）に第一線を引き、また臍から垂線を下方に第二線を引き、次にBから恥骨（D）を通って第二線と交わる第三線を引き、三つの線が描く直角三角形を造り、その三角形に内接する円を描き、その中心＝0が正中心＝丹田である」と表現しています。

また私はある有名な武道家が「丹田はへその下の前方にある」と言ったのを聞いて、はっとしたことがあります。肉体内の位置で表現するのではなく、その外にあるという表現は、つい肉体にとらわれがちな私に注意を促しました。その武道家は、肉体の外のその箇所あたりに意識を置くことで最高の能力を発揮できる、と実感しているからこそ、そう表現したのです。人によって多少の違いがあって当然だと思います。

いずれにしろ、丹田はそこに意識・氣エネルギーを集めれば、心身が安定して行動することができる位置ということができます。古代の人は経験的にそれを見いだし、丹田と名付けたのです。

2　丹田の四つの働き

バランス維持の中心

これまで述べてきたように、丹田はバランス維持の働きの中心点です。それは具体的には次のようなことです。

①物理的・力学的バランス維持の働きの中心点

丹田に氣を集める動作を繰り返していますと、たとえば柔道などの武道で相手が押そうとしても押されにくく、投げようとしても投げられにくくなります。一般のスポーツでも安定した動作になります。氷の上をふつうの靴で歩いても滑ってころばなくなります。

②生理的・化学的バランス維持の働きの中心点

古来から丹田に氣を集めれば、健康・長寿になることが経験的に説かれていますが、それは生命のバランス維持の働きに協力するからです。すなわち、人間のからだは、血液中のPHや体液のミネラル・バランスが常に一定に保たれるように働き、また自律神経（交感神経・副交感神経）やホルモンは拮抗的に働いていますが、丹田に氣を集めることによって、この恒常性維持の機構（ホメオスタシス）が強化されてくると言われています。

③自然治癒力・免疫力の働きの中心点

生活ヨガでは、笑いは丹田力をつくる基本行の一つとされます。笑っているときの呼吸を真似ることから始め、意識的な笑いから本当におかしくなるまで笑う、笑いの行法を行ないます。笑っているときは下腹がしまり、丹田部に自然と力が集まりますが、寄席で笑う前と笑った後の血液検査では、免疫力の指標の一つであるナチュラルキラー細胞やマクロファージの活性が高まったという報告もあります。最近は笑いの医学的効用がよくとりあげられ、笑い学会という正式な学会もあります。笑いは呼吸の変化や心の変化をともないますが、学問の世界では精神神経免疫学という分野も登場し、心の状態が、従来から知られていた自律神経系や内分泌系だけでなく、免疫系にも大きな影響を与えていることが、医学的に立証されはじめています。

腹式呼吸法の中で、とくに意識的に丹田に力を集める呼吸法を丹田呼吸法と形容します。この方法は、丹田に力がこもり、自然治癒力・免疫力の強化に役立ちます。

腹式で吸息したあと、下腹部がある程度膨らんだままで、肛門を絞め、息を吐きながら同時に腹をへこまさないで、息を下腹に押し込む気持ちで横隔膜を下げると、下腹をゴムマリのようにすることができます（**図15**）。丹田を中心に上下と前後から締めるようにするわけです。七、八割程度この状態で吐息してから、下腹の力を抜き、残りの息を腹を凹ませながら吐きます。吐き切ったら、腹式呼吸でゆっくりと吸息していきます。こうしますと、一回ごとに丹田が充実してくるのがわかります。

④心理的バランス維持（仏性）の土台

笑っても顔の筋肉だけのつくり笑いでは、丹田に氣は集まりません。心が大事であることは間違いありませんが、丹田を無視して仏性のみを啓発しようとしても、ある程度しかできません。仏教では戒・定《じょう》・慧《けい》の三学の実践を強調しますが、定（禅定）が丹田を造ることを意味しており、丹田は真の慧の土台になります。

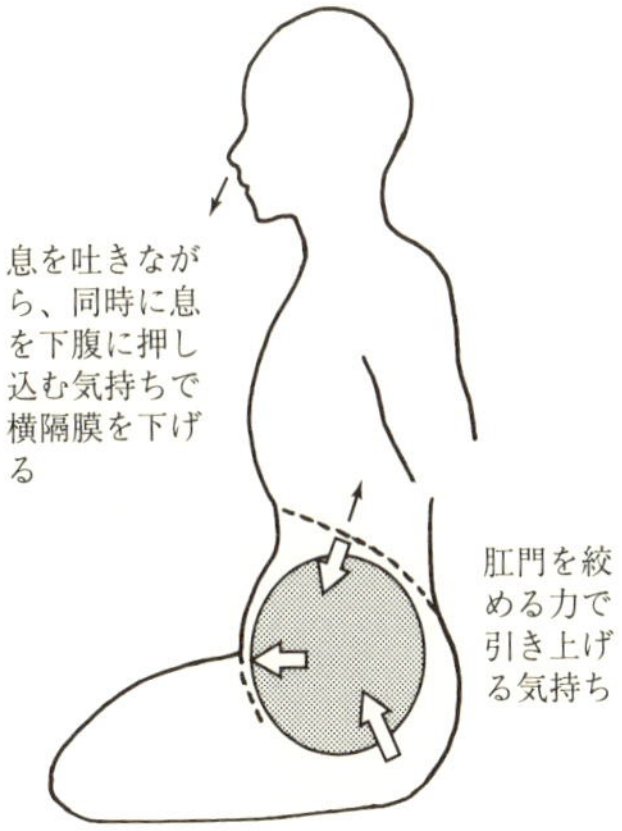
息を吐きながら、同時に息を下腹に押し込む気持ちで横隔膜を下げる
肛門を絞める力で引き上げる気持ち

図15　丹田呼吸法

心のリラックス能力

私は難病の人たちがたくさん訪れるヨガ道場で長年実践的に研究させていただきましたが、その経験から言えることは、どんな病気の人でも、ヨガを生

活全体（食・息・動・心）で行なって、その結果明るくなって心の緊張が解けて、上半身の力が抜けてきた人ほど、また呼吸が深くなってきた人ほど、難病が早く治癒していくのは事実だということです。逆に、病気を「治したい」「絶対に治すのだ」と思っても、そのことばかりに執着している人は、心が緊張したままになるからか、治癒の働きにブレーキがかかってしまいます。その意味では、心の放下《ほうげ》力（リラックスできる能力）は、そのまま治癒力であり丹田力でもあります。

ホリスティック医学の権威であるアンドルー・ワイル博士は、難病から救われた多くの人たちを調査した結果、それらの人たちは病気や人生に対する態度を大きく変えたこと、病気とむやみに闘うのではなく、それを受け入れて自己の生活を変えた人たちが治癒していると報告しています。まだまだ未科学の分野ですが、心と治癒力の問題は今後解明されていくだろうと思います。

丹田に氣を集めるコツ

丹田にエネルギーや氣を集めるコツはいろいろありますが、生活の中ですぐにできて、だれでも実践できるのは、次の三つです。

①常に肩・首・腕・手の力を抜き、緊張が残らないようにする。

こまめに肩や首を回したり、両手を頭上で組んで上方へ腕をのばすようにして、パッと脱力したり、腕をぶらぶらさせる（スワイショウ＝氣功の基本動作）などが有効です。

②腰を下げて、腰と足の親指や膝の内側に力が集まる姿勢・動作を行なう。

相撲の四股踏みは、丹田に氣を集めるための典型的な動作です。空手でいう騎馬立ちの姿勢も、自然に脚部と肚に氣と力が集まってきます。

③機会あるごとに息を吐きながら下腹を締め、同時に肛門を意識的に絞める。

満員電車の中でも、歩いているときでも、会議中でも、いつでも気づいたら数回、意識的に下腹を絞めながら息を吐き、肛門を絞めることを一日に何回でも行ないます。

だれでもすぐに「これが丹田か」と気づける例を示しましょう。

平均台より細目の棒や鉄棒、綱などの上をバランスよく歩く練習をします。そのとき、ぐらついたら肛門を絞めるのです。そして絞めないときと絞めたときを較べます。すると、絞めたときに重心がすっと下がって安定感が増すのをだれでも体験することができます。

また、首が固くなっているときに、吐く息に合わせて肛門を意識的に数回絞めますと、首が柔らかくなり、前後左右に動きやすくなります。実際行なってみるとその違いがよくわかります。

上半身の力が抜け、下半身が充実した状態を、古来、「上虚下実《じょうきょかじつ》」とか「頭寒足熱《ずかんそくねつ》」と表現し、「自然体」と形容しますが、それは丹田に力がこもっている状態です。この自然体をいかなる状況でも保ちうる能力、すなわちバランスを維持する能力が丹田力だと言ってもいいでしょう。

肚のできた人の話

丹田・肚ができているとはどういうことかを物語るおもしろい話があります。

江戸時代に、ある殿様が、家臣の一人がたいへん肚ができた人物だと噂に聞いて、本当かどうか試してやろうと計らいました。お城に代々伝わるとても貴重な水盤に水をいっぱいに入れて花を生けたものを、その家臣に持ってこさせ、そのときに驚かしてみることにしたのです。水をこぼさないように、間違っても大切な花器を落として壊さないように、廊下を慎重にすり足で歩いてきなさい、と念を押して持ってこさせるのです。そして殿様は別の家来を廊下の曲がり角に隠れさせ、件の家臣が曲がってくるときに急に目の前に出て驚かすように命じました。

さて、肚ができていると言われる家臣は、そんな謀りごとがあるとはつゆ知らず、命令を受けて水盤を持って慎重に歩いてきます。そこで隠れていた家来が廊下の角で「ワッ」と言ってその家臣の前に飛び出しました。ふつうの人なら、きっと驚いて水盤を落とすか、落とさなくても水をこぼしたり、生け花を倒してしまったりするでしょう。ところがその家臣は、その瞬間に立ち止まってゆっくりと水盤を床に降ろし、一呼吸おいてからおもむろに、「ああ、びっくりしました。ご冗談はおやめください」と言ったそうです。

この人物は、突然の出来事に神経が鈍くて反応しなかったわけではありませんし、驚かなかったわけでもありません。外部からの強烈な刺激にもかかわらず、瞬時にバランスをとって、水盤を落としてしまうといった、よくある肉体の反射的反応を最小限にできたのです。肚ができた状態では、外部からの刺激にとらわれるような反応をせず、意識にコントロールされた対応ができるのです。

座禅の練習をしているとよくあるのですが、ウトウト眠ってしまいそうな状態のときに大きな音がすると、ビクッとして心が大きく揺れますが、集中して禅定の状態になっていると、大きな音がしても、瞬時にそれが何か悟ることができますし、まったく心が揺れないわけではありませんが、少し心が動いてもすぐに元の状態になるのです。

ハタヨガではウディヤーナ・バンダといって、腹部を引き込んで絞めてプラナエネルギーをコントロールする行法がありますが（図16）、これは丹田力の開発に役立ちます。「ウディヤーナ」は飛び上がるという意味ですが、偉大なる鳥であるプラナ（生命エネルギー）が飛び上がる、上昇する行法ということです。またウディヤーナは「神の座」とも形容されますが、この座を獲得すると、さまざまな安定力があらわれることになっています。たとえば、古代インドの伝説や逸話には、冥想中にすぐ近くに雷が落ちてもまったく動じない人、コブラが出てきても恐がらず、噛まれてもその毒が効かないほど生理的・化学的安定力のある人の話などが出てきます。どんな恐怖にも心身が瞬時に適応し、バランスを維持できる人、心身の安定力の高い人が「神の座」を獲得した人なのです。

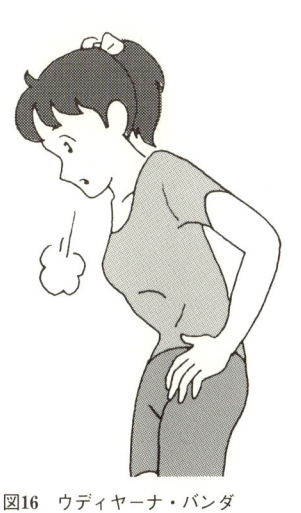

図16　ウディヤーナ・バンダ

普遍的に必要な能力

私たちは、たとえからだが大きくて力持ちであったとしても、地震や火事が起きたときなどに氣が動転してしまうと普段の力を発揮できません し、からだが硬直したり腰を抜かすこともあります。また、恐怖で氣が上がり、冷静な判断ができずに失敗したり、怒りの感情のために自己を見失った行動をすることもあります。逆に、からだが小さくてふだんは力がなく頼りない人のように見えても、いざというときに驚くほど能力を発揮して、いわゆる「火事場の馬鹿力」を出す人もいますし、事故で多くの人がパニックに陥っているとき、まったく冷静になって、人々を安全に導く人もいます。

私たちに必要なのは、それぞれの人がそれぞれの個性なりに、どのような状況の中でも、環境が変化しても、すぐにその場に適応して冷静さを失わず、自己のもてる能力を最大限発揮できる能力ではないでしょうか。一〇〇メートルを九秒台で走る能力とか肉体の大小や強弱、頭の良し悪しや回転力などは、生まれ持って不平等な面がありますし、必ずしも訓練で変わってくるものではありません。しかし、その人がその人のもてる能力を、どのようなときでも最大限発揮できるという能力こそ普遍的でだれにでも必要であり、しかも訓練で鍛えられる能力です。そういう意味で、すべての人に平等という人間性の観点からみれば、丹田力こそ開発の意味があると思います。丹田力は数値的に表現できる類の能力ではありませんが、その人の個性的能力が最大限発揮できる普遍的能力と言えましょう。

3　統一体と協力体

自然体、統一体

自分らしく生きるためには、その人らしさが発揮されることが必要ですが、その人の能力全体が無理なく無駄なく発揮され、その人が心身両面で理想状態、正しい状態になって生命が喜んでいるとき、生活ヨガでは丹田・仏性が開発・啓発されたとか、「自然体、自然心、自然呼吸」で生きている、と形容しています。「自然」とは単に力んでいない、あせっていない、無理していない、というような意味あいではなく、本来あるべき姿になった、また自然法則にかなった、道理にかなったからだ・心・呼吸・生活の状態といった意味で、とても深い内容をもっています。

この自然体・自然心・自然呼吸は、エネルギーの動きからの表現では「統一体・統一心・統一息(調和息)」といいます。また全心身の各部分が互いに協力している状態という意味で、私は「協力体」とも表現しています。心身のコントロール(調御・統御)という側面からは、「調身・調心・調息」とも呼んでおり、禅仏教の伝統ではこの表現を使っています。東洋では心身呼吸を正しくすることを、「道」を体得する大原則としています。ヨガや氣功、冥想はこの原則を抜きにしてはありえません。

また、この三原則を「三密《さんみつ》」ともいい、この原則で行なう行法を三密行といいます。この場合、

「密」とは体験体得してつかむものという意味です。仏教の密教の中では、三密を身《しん》・口《く》・意《い》と表現しますが、身が手に組む印、口が真言・言葉、意が心に想念する諸仏になります。示される内容はより特殊化されますが、本質的には肉体、呼吸、心のそれぞれ三方面から生命力に統一することをさす点で同じことです。そして、自然体・自然心の中心となる点、つまり心身を統一するための中心点が、丹田であり、仏性なのです。

三密＝心身の正しい使い方の三原則をまとめると、次のようになります。

自然体＝統一体（統一点＝丹田）＝協力体＝調身＝身
自然心＝統一心（統一点＝仏性）＝協力心＝調心＝意
自然呼吸＝統一息（調和息）＝協力息＝調息＝口

統一体と無理・無駄のない動き

自然体は、姿勢や動作が丹田からの動きに統一された状態です。「諸道諸芸のコツは腰、肚、呼吸」と古来言われていますが、このときの肚や腰という表現は、腰や肚からの動きという意味で、丹田に統一された動きを意味しています。

それでは逆に、丹田に統一されない動きとはどんな動きでしょうか。それは末端部に力が入った動きで、中心が二つ以上に分裂している姿勢や動作、また、不要で余分な動きが混じったものを言います。諸道諸芸が上達して質が高い状態になっているとき、つまり武道で言えば段位が高い人ほど、その人の動きには無理や無駄がなく、同じ技を行なっても、全身が一つになって統一がとれ、しなやかに動いており、動きの流れが中心から末端部へ伝わっていくようになります。

各種のスポーツでもこの面では同じで、上達するというのは、そのスポーツ特有の動きに無理や無駄がなくなってくることで、力みや余分な力が抜け、統一のとれた華麗とも言える美しさをもった動きになることです。水を得た魚のような泳ぎを想像してみてください。逆に、へたな人ほど無理や無駄な動きがあり、ギクシャクしたからだの使い方になり、統一がとれておらず、中心部よりも末端部のほうに力が入ってしまうものです。

前にも例にあげましたが、重いものを持ち上げるときに、腰を下げて持ち上げる動作は、全身が協力し統一しているので、合理的で無理がありません。これが「統一体」です。逆に、膝を伸ばしたままで上半身を前屈して重いものを持ったときは、脚部の太い筋肉は活かされず、腰にばかり重量がかかって腰を痛めやすいので、同じ重さのものを持っても無理になりやすいのです。これを「分裂体」といいます（八六ページ参照）。

家庭でギックリ腰になった人は、うかつにこうした動作で物を持ったときに起こる場合が多いのです。重いものを持ったから腰を痛めたのではなく、間違った姿勢、無理な動作、すなわち分裂体で行なったから腰を痛めたのだ、と気づくことが大切です。

同じ動作を行なっても、無理や無駄がなく、そうすることで自分が鍛えられ、伸ばされる合理的な動作や姿勢は必ずありますが、このより理想的な姿勢や動作の状態、つまり自然体、統一体を、生活ヨガではからだの使い方の面での生活目標としています。日常生活の一挙手一投足（座る、立つ、歩く、物を持つ、車の運転などすべて）を自然体で行なえるように、毎日の姿勢や動作を見なおせば、特別の行を行なわなくても、生活そのものが丹田力開発法になるわけです。

部分が協力しあう協力体

統一体とは、全身の各部分が協力しあっている状態であり、その意味で協力体とも呼べます。ここで統一体・協力体とはどういうことか例をあげて説明しましょう。

たとえば、からだは頭、胴体、腕部、脚部という部分に大きく分けられますが、それぞれがひとまとまりであり、首、肩関節、股関節などで結ばれています。頭はその中でもいちばん比重が重くなっています。

小中学生のころ、マット運動の前転をやったことがあるでしょう。さまざまな人の前転をみていますと、からだ全体がうまく丸まってきれいに回転する人と、ガタガタしたバラバラな感じで、腰を床にぶつけながら回転する人などがいます。前者と後者を比較すると、前者の場合は頭や脚が胴体と一つになって動いており、重心も一つで、頭、胴、脚の各部分が前転という動作に協力するように動いています。後者の人の動きを分析すると、脚部は脚部、胴体は胴体、頭部は頭部で動いていて、前転というからだ全体が目指している動きと調和せず、それぞれに重心があってバラバラになって動いているのです。とくに頭は、顎《あご》があがって胴体の回転に遅れて首を振るようになりやすく、これでは首を痛めかねません。こうしたとき、いちばんのポイントになるのが比重が重い頭部であり、臍をみるように顎を引いて、胴体の動きと一つになるようにしなければ、前転がうまく行かないのです。脚部も膝をまげて胴体に引き付けながら行なわねば全身が一体となった動きになれないのです。

前転をするとき、統一体にするコツ、すなわち丹田からの動きにするコツは、「顎を引く」ことと、無駄な緊張を取る呼吸である「息を吐く」ことです。丹田から動くという意味は、このように動きが全体として一つになっていることをも意味します。

もう一つ、野球のピッチャーの例を挙げましょう。ボールを投げる動作は、当然ながら全身の協調性が必要です。プロになると全身を一つとして投げられる人ばかりですが、全身の各部分が、投げるという動作にどの程度協力しあっているかには質の差があります。たとえ素質や才能があっても、力に頼った投げ方やガムシャラに速球を投げることに終始しているピッチャーは、一時期すばらしい投げ方ができても、結果として選手生命は短命に終わっています。全身を協力させても、そこにバリエーションがないのです。それ故、結果的に同じ部分にいつも負担がかかることになります。その結果、どこかに無理がたたり、年を経るに従って故障が起きてくるのです。自己を害してしまうので、これでは丹田力とは言えません。ところが生涯に二百勝できた投手は、球の緩急や球種を巧みに使い分けることによって、投げ方に伴う部分疲労を最小限にして、年をとって球の威力が落ちてきても打者を翻弄してしまいます。

丹田に統一しても、深い安定のためには、各部分の協力体制だけでなく、内在の力やそのときの調子など、生きているという事実に則した調和、統一、協力でなければ本物にならないのです。

統一・協力は心身共通の原則

これはからだの技術的なことだけを述べているのではありません。実は心もまったく同じ原則で動かすことが必要なのです。心にも中心部と末端部があり、中心部から心が動くのでなければ、心は分裂状態で疲れ、また傷んでしまいます。からだの一部分を他より頻繁に使うと、使い方によっては、その部分が凝って疲労します。たとえば緊張しながら何かをするとき、肩や首に無意識に力を入れているものです。大事な人にきれいな字で手紙を書こうとして、緊張して肩や首や手を凝らせることがあります。

同様に、心を動かすときに、知的な判断や状況判断で「何々しなければならない」と思っても、心の奥で「嫌だ、そうしたくない……」というふうに思っていたらどうでしょうか。「この仕事はやりたくないが、上司の命令だから仕方がない。生活のためだからガマンして……」というふうに心を使っていたら、溜め息ばかり出てくる一日になり、不平や不満が生まれて心が疲れてしまいます。心を分裂状態で使っていると、心がまともに働かなくなります。からだで言えば、上半身を屈めて何かを取ろうとしながら、同時にからだを屈めまいと脚を突っ張ったりしているのと同じことです。こういう状態を続けますと、慢性的な凝りや歪みがからだにできるのと同じように、心にも凝りや歪みが生じるのです。

4　脳と丹田

沖ヨガ式丹田強化法と脳

最近の大脳生理学を中心とした脳の科学は、心の問題についてかつて不明だった多くのことを明らかにしています。また肉体の機能との関連においても、どの部分が心身のどういう機能と関係があるかを教えてくれます。脳のどこで出血や梗塞《こうそく》が起きると、どの部分のどういう機能がやられるかなど、脳身体というのは、だいぶ知られていますが、逆にどういう動作をすれば（身体―脳の刺激）脳の働きがよくなるかについては、一般向けの本ではあまり触れられていないようです。

沖正弘師が始めた沖ヨガ式の丹田力・生命力強化法は、インドのヨガにはまったく出てこない独自のものです。また、それは脳科学をもとにつくられたのではありませんが、訓練法の内容をよく検討してみますと、脳科学の理論と一致したものが数多く見られます。

丹田力・生命力強化法の内容は、経験的に試行錯誤しながら作り上げた訓練法であり、訓練を受けた人たちが生き生きとしてきて、あきらかに生命力が高まった、あるいは丹田力が高まったと判断できる結果を導いた各種の訓練を抽出して体系だてたものです。それが結果としてみごとに脳科学の研究と一致してきているのです。そこで、米国の教育学者ウィン・ウェンガー博士の理論を借りて、動作と脳の進化の関係、そして丹田力・生命力の開発強化の訓練法を脳科学でどう解釈できるかを解説します。

脳の進化は適応力の向上

脳＝神経中枢組織の進化・発達は、概観として次のように理解できます。すなわち、脊椎動物の進化過程（魚類→両生類→爬虫類→鳥類・哺乳類→高等哺乳類）を見ますと、新たな環境に適応するために、既存の神経中枢組織に新しい機能を担当する神経細胞を付け加える形で脳を進化させてきた、という事実です。

たとえば、陸という環境は海に較べて重力が大きく、温度の変化が激しいなど、生存が困難な環境ですから、海中での生存に適した神経細胞に、新たな環境に適応するための神経組織を加えることが必要です。原始魚類から陸上に進出した最初の原始両生類は、橋《きょう》（橋脳）と呼ばれる部分を延《えん》髄《ずい》の土台の上に付け加えることによって、新しい環境に適応することが可能になった、と言えます。

この新たな脳組織をつけ加えるという方法は、以後の進化にも見られます。常に既存の脳が土台となって、より鋭く繊細な知覚や、より豊かな運動能力、また外界の変化に生化学的に対応するための中枢組織などを順次発達させてきたのです。原始魚類から原始両生類が分化してきた過程は、水中という環境から空気中という環境への適応を迫られた結果ですが、このとき、水中からではなく空気中から酸素を取り入れるためにヒレに代わる仕組みを造り、重力に耐え、体を支え、陸上を歩くための脚部の筋肉や骨格の仕組みを発達させることではじめて可能となったのです。新しい環境に適応するためには、知覚能力やからだの支持能力、運動能力、生化学的バランス維持能力を発達させる必要があります。両生類においては、延髄の上に橋という部分を発達させたことが、新しい能力を作り出す基盤となりました。

脳の各部の進化・発達と機能

①魚類は脊髄と延髄が中心

沖ヨガ式の丹田力・生命力強化訓練法の最初の動きは、エビ、サカナ、しゃくとり虫、といわれる動きの類ですが、これらは、手や足はないものとして、からだ全体を上下や左右にくねらせながら前進する訓練です（**図17**）。これらは、地球上の大部分の生物がまだ海の中にいて、魚類が中心だったころに発達した脳である脊髄や延髄の強化発達に役立ちます。これらの脳は生きていく上で基本的な働きである呼吸や心臓の鼓動の中枢ですが、これより上位の脳の発達の土台になります（**図18**）。

人間の胎児は十か月近くのあいだ、母体の中、すなわち海水のミネラルバランスに近い羊水の中で育っていくのですが、いわばそのときは魚と同じ状態ということができます。**図19左**のように、概括的に言えば、胎児のとき中心的に働いている脳は脊髄と延髄なのです。より上位の脳も存在していますがまだ未発達で、これらは生後、さまざまな刺激の中で発達していくのです。

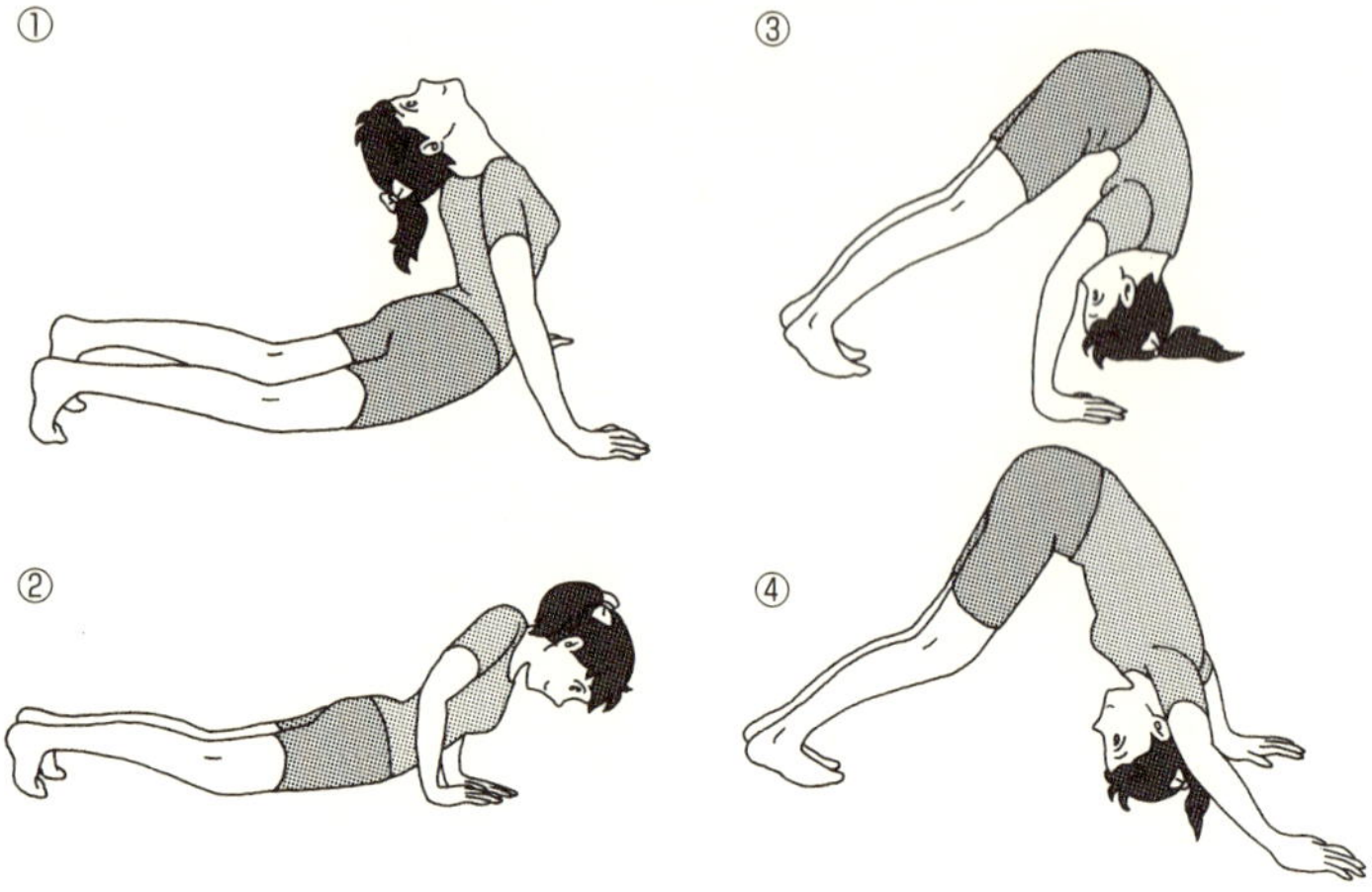

図17　「しゃくとり虫」の動き

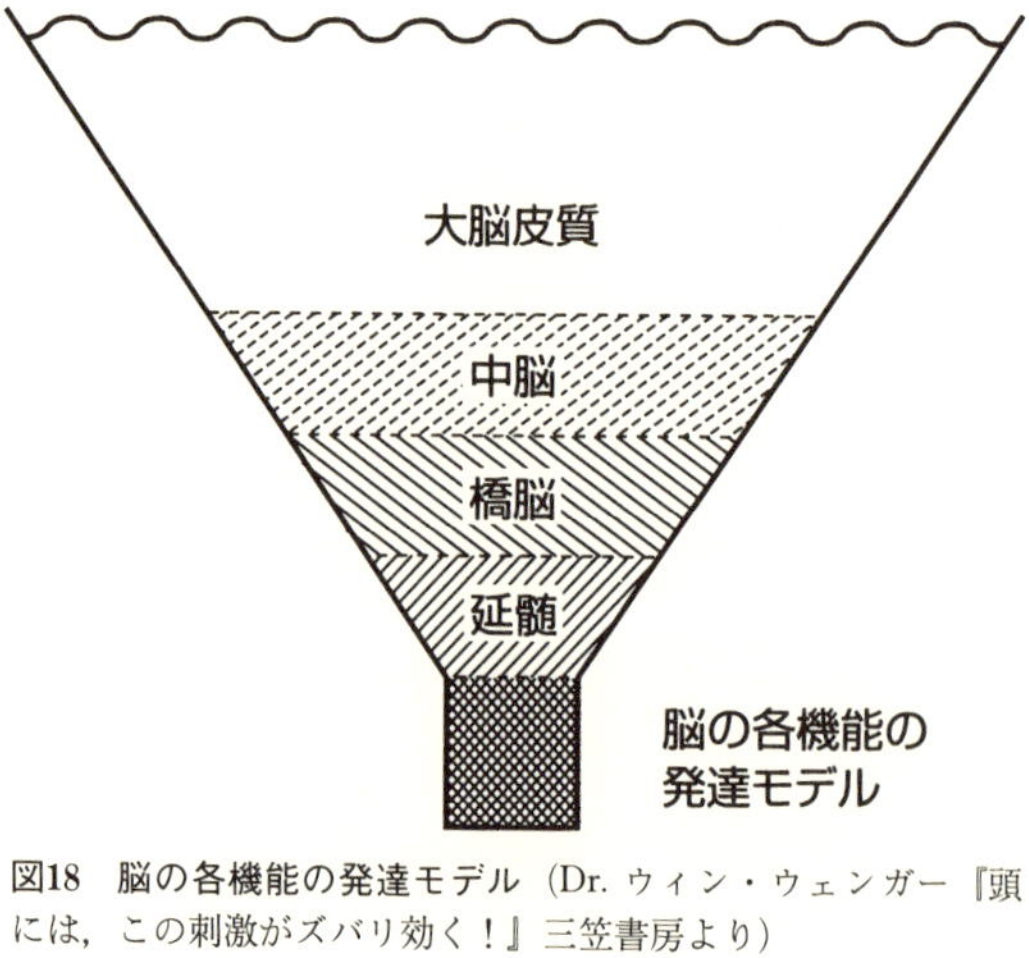

図18　脳の各機能の発達モデル（Dr. ウィン・ウェンガー『頭には，この刺激がズバリ効く！』三笠書房より）

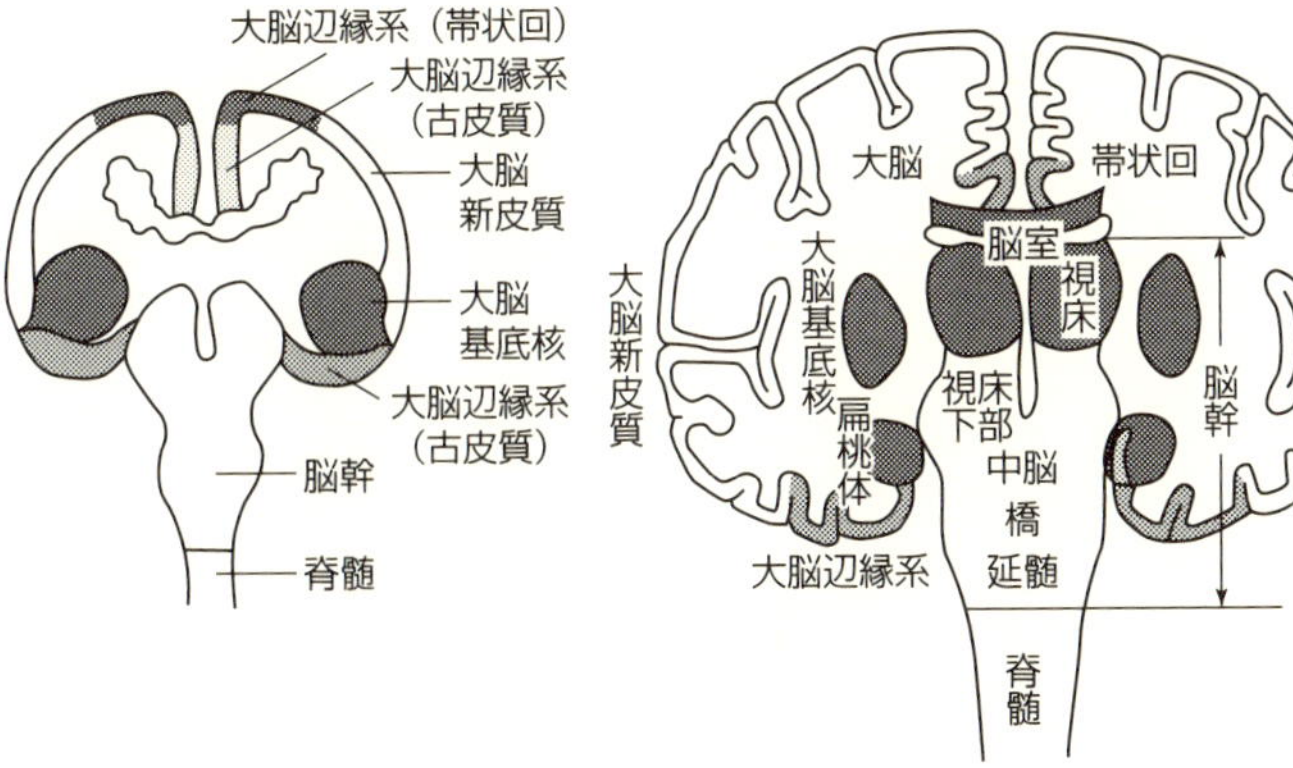

図19　胎児の脳（左）と成人の脳（右）

②両生類には橋が加わる

脊髄と延髄の上には橋が位置しています。橋は、左右の小脳両葉を橋状につなぐ脳です。これは原始的両生類など最初の陸上動物の時代に発達した脳です。橋は延髄とともに、呼吸・循環・嚥下《えんげ》などの反射運動の中枢であるばかりでなく、延髄が感覚的には単に交替現象（昼夜の明るさ、色、音の高さ、手触りの変化）に対する反応を記憶するだけであるのに対して、橋ははるかに高レベルの感覚を支配しています。視覚内の明暗差の知覚、つまり物の形の把握が可能で、聴覚、触角その他の感覚における基本的な要素とパターンの知覚ができます。さらに橋は、生まれたばかりの赤ん坊に、腹ばいになって這うことを覚えさせる役割をもっており、赤ん坊にハイハイをさせてやらないと、橋が未発達のままになり、その後の脳の発達に重要なハンディーを負わせることになります。

生命力強化法で行なう第二の分類の動きは、匍匐《ほふく》前

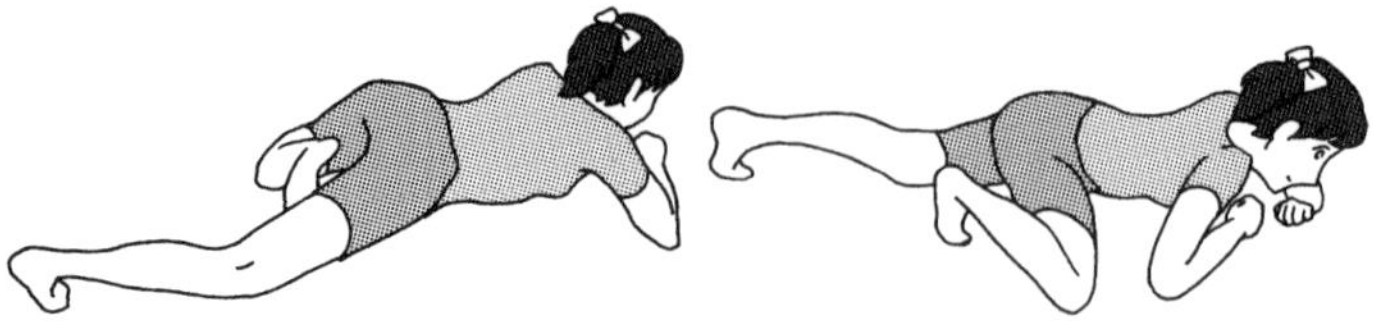

図20 「赤ちゃんハイハイ」の動き

進（赤ちゃんハイハイ、図20）という動きや、床上水泳という動きです。これらは、四肢でからだを支える前の動きで、腹が床に着いた上での動きですから、運動スピードは遅くなりますが、上記のように橋脳を発達させ、より上位の脳の土台をつくる上でたいへん重要です。オオサンショウウオを思い起こしてください。四肢の関節が、まだ重力に対抗するように縦向きにはできておらず、横に広がるように付いているので、四肢だけでは全身の重みを支えることができません。成人にこのハイハイの動きをさせることは、橋レベルの発達、強化に役立ちます。橋から出ている小脳は、全身の動きの協調性や微調整にかかわっており、脊髄・延髄と上位脳をつなぐ上で重要な役割を果たしています。脳障害で片側の上肢や下肢が不自由なときにこの動きを練習すると、リハビリに役立ちます。

③爬虫類には中脳が加わる

橋の上に中脳が発達してきますが、中脳は爬虫類の時代に発達しはじめた脳です。陸上での生存競争が激しくなってくるにつれ、生き残るために、より複雑な動作をする能力や鋭い感覚が要求されます。とくに三次元の世界では、従来の能力以上に、垂直状態での平衡保持に関連した感覚や運動機能が飛躍的に発達することを要求されます。視覚も、橋が見た外形の細部の明暗が識別できるまで発達します。中脳では、サルのように頭上の枝にぶらさがったり、後ろ足で立って直立歩行するといったはるかに進んだ発達段階のものは無理ですが、それを除いて、ほとんどの身体作用の調整が習得されます。

生命力強化法では、原始ガエルの動き（図13参照）、ワニの動き、イヌ走り（図21）、ウサギなど、腹を床につけないでよつんばいで行なう動きがたくさんあります。これらは中脳レベルの強化発達に役立ちます。これらを行なうと、全身的に、より大きな力を一度に引き出せるようになります。緊張・弛緩の調和力が増し、統一力が増してきます。

④哺乳類には大脳が加わる

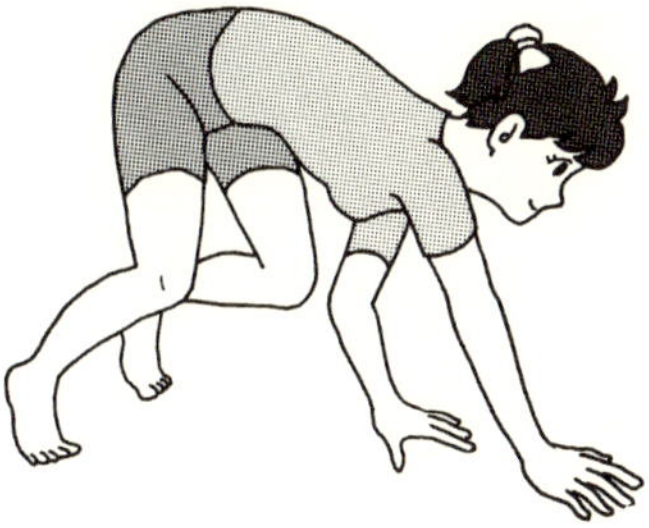

図21　「イヌ走り」の動き

哺乳類は爬虫類が進化して生まれてきたことはだれでも知っています。大脳は、この時代に入って本格的に発達します。ネズミに似たある種の哺乳動物が木に登ってサルとなり、より安全な環境を獲得し繁殖したのですが、一方、その数の多さゆえに、木から降りて草原での群生を余儀なくされた一群のサルの中から「尾なしザル」が生まれ、これと同種のものから人類が進化してきたと言われています。そして、特別に発達した牙や爪など、身を守る手段を持たない一群のサルは、頭を使って身を守る以外ないという背水の陣に立たされることによって、二足歩行ができるようになり、同時に手を自由に使えるようになって、どんどん大脳を発達させる結果となります。これ以後は、急激な大脳の発達が始まり、「生物学上の奇形」と言われるほどにも、大脳皮質が発達したのです。このおかげで人類はさまざまな道具をつくり、他の生物では生きられないような困難な環境にも、適応できるようになったのです。

⑤人間の大脳は双頭の動物

ところで、「生物学上の奇形」というのは次の点です。すなわち、本来生物は、一個の卵が受精し、卵割して二個となり、その二個がさらにそれぞれ二個に卵割して四個となり、さらに八個、十六個、三十二個と分割しながら、体ができていきます。それ故、生物体が左右対称を基本とするのは、当然といえば当然です。脊髄も左右対称に二本できますが、それが融合して一本となり、脳幹の下部までは左右が合体して一本になっているのです。

ところが、脳幹の上部（中脳以上）になると、脊椎動物の進化が急激なあまり、左右の融合が間に合わず、分かれて発達したままになったのです。それ故、人間は双頭の動物になったと言えます。そして人間の脳細胞の九〇％は、この大脳皮質に集中する結果となったのです。ただし左右の大脳は脳梁《のうりょう》という特別な脳で緊密に連絡しつながっていますので、一体となって活動するのに不自由はないのですが、後に述べる大脳の新皮質前頭葉の部分は、まったく左右に分かれてしまっているのです。

人間の大脳が左右双頭になったという事実はとても重要です。右脳（感情・感知力）と左脳（理

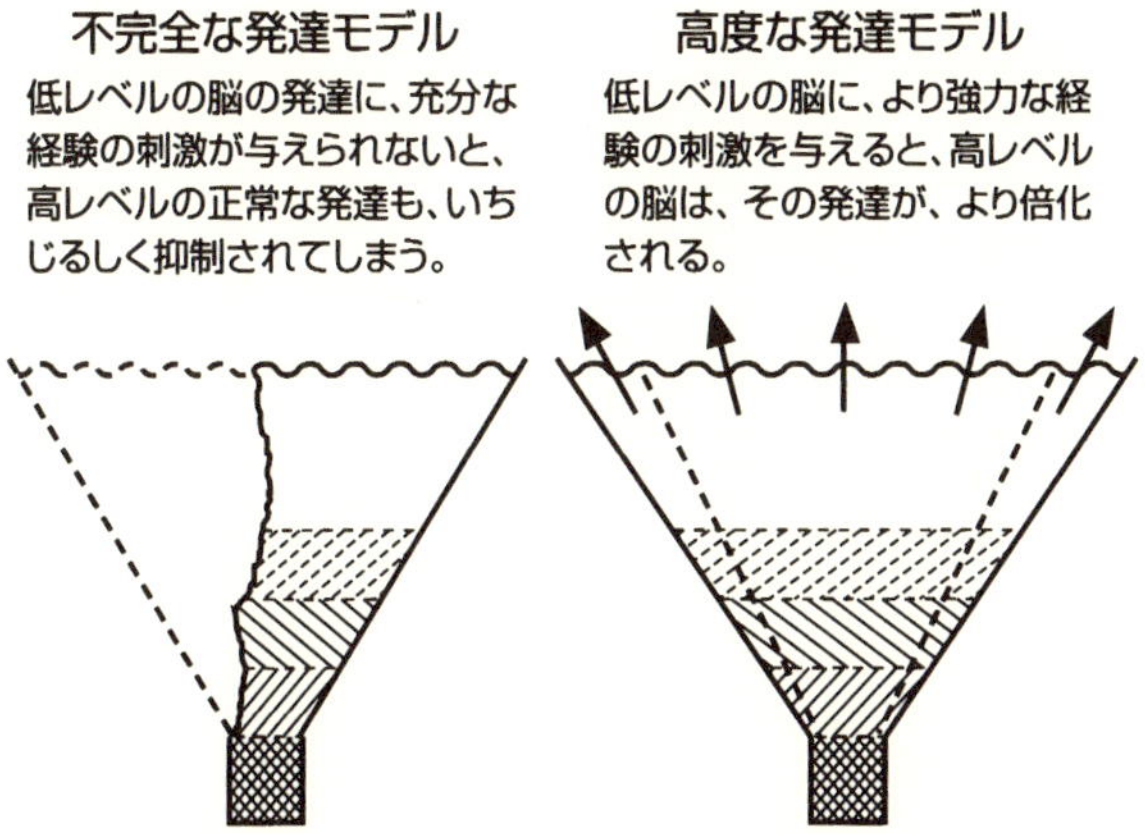
不完全な発達モデル
低レベルの脳の発達に、充分な経験の刺激が与えられないと、高レベルの正常な発達も、いちじるしく抑制されてしまう。
高度な発達モデル
低レベルの脳に、より強力な経験の刺激を与えると、高レベルの脳は、その発達が、より倍化される。

図22　脳の機能の不完全な発達モデルと高度な発達モデル（出典は図18に同じ）

性・理知力）のどちらにも偏らない心、両者をバランスよく統合した心を発達させる以外に、心の真の開発はあり得ないという人間独特の脳の存在形式を生み出すことになったからです。

脳の協調性を高める

ウィン・ウェンガー博士は、結論として、脳の発達にもっとも効果的な刺激、訓練は、最終的に大脳皮質レベルでの能力を伸ばすことが願いであっても、まず下部にある三つの幼児レベルの脳――延髄・橋・中脳――に立ち戻り、これらの各部位に刺激、訓練を与える体験を再演し、目覚めさせ、豊かにしなければならないことを強調し、**図22**のようなわかりやすいモデルで説明しています。

脳には神経細胞が一四〇～一五〇億以上あると言われています。これらが互いに結びあって一〇兆以上のシナプス（神経細胞の接合部）をつくり、網の目状の神経回路をつくっています。脳の進化・発達過程にそった基本動作を繰り返し訓練することは、この神経回路の進化発達に即した能力開発の土台になります。生命は「必要に応じた神経回路を作り出すことで、より困難な新たな環境に適応していく」という原則で進化してきたのですが、それに即した段階的な訓練で生命力を基本から強化していくことになります。こうして、生命力・丹田力強化法は、脊髄から大脳新皮質までの脳の協調性を高めることになるのです。

5 心の働きと脳と仏性

脳幹は心の根元のスイッチ

仏性とは何かを探求する上で、脳の働きと心の関係を概括しておくことが大切です。

呼吸や心臓の鼓動など、直接、生命の維持につながる機能をつかさどっているのが脳幹《のうかん》です。ここにはさまざまな反射や調節の中枢があって、内臓の働きもコントロールしています。この部分が壊れることは死を意味します。脳幹は脊椎動物に共通で、その中心的役割をしている脳幹網様体《もうようたい》の機能は、下等な脊椎動物でも人間でもそれほど違いはなく、生命を維持するホメオスタシス機構とその仕組みもあまり変わりません。しかし、人間においては「心」の働きの根元である点、すなわち「意識」が働くためのスイッチ（意識の座）という意味でたいへん重要です。

この部分から興奮（電流）が生じないと、大脳皮質は覚醒せず、いくら優秀な脳をもっていても働きようがないのです。朝、目覚めた直後にボーッとしていたりするのは、まだこの部分が賦活していないからです。もし網様体付近に腫瘍ができると、たとえ心臓が動いていても、目覚めることのない昏睡状態に陥ります。

脳幹は頭の中央部にありますが、脊髄が延長してきて、膨らんだコブシのような形をして位置しています（**図23**）。脳幹網様体は、脳幹の中央部にあり、図のように延髄・橋・中脳を通して網目状構造になっている部分です。前に述べたように、進化・発生の過程で、二本の脊髄が融合して一本になるのですが、延髄からは網目状に融合した部分となり、さらにその上の視床下部では二つに枝分かれしています。ここには重要な神経細胞が集中しています。

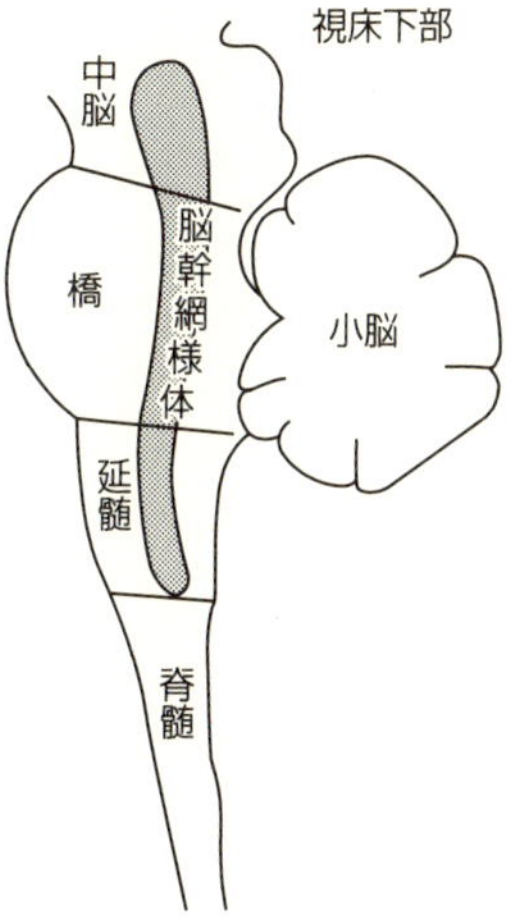

図23　脳幹

古い皮質（古皮質・旧皮質）と新皮質

脳幹の上に大脳皮質が発達しますが、人間の場合は、この皮質に新旧があります。古い皮質（大脳辺縁系、基底核）は、発生の途上で新しい皮質が発達してくるにつれ、その内側にたたみこまれ、ついにはおおわれてしまいます。新しい皮質の発達は人間脳の特徴です。一方、古い皮質はさらに古皮質と旧皮質に分けられますが、古皮質は爬虫類（たとえばワニ）で中心的に働いている皮質で、旧皮質は下等哺乳類（たとえばウマ）のそれですから、ワニの脳とウマの脳と人間の脳が同居しているのが人間脳の特徴といわれたりします。

心の面からみたこの古い皮質の働きは、ワニやウマと共通の心である動物的本能の心、すなわち攻撃欲、怒りなどの情動、食欲、性欲、集団欲などの心と関係しています。食欲、性欲のもととなる生化学物質は、脳幹の視床下部という特別に化学的に発達した構造をもつホルモンセンターでつくられますが、この部分といっしょになって、古い皮質は個体維持、種族保存に必要なさまざまな本能的行動、その遂行のために生ずる情動的心を生じさせているのです。

人間になって急激に発達した新皮質の働きは、大ざっぱに言って、うしろと横の部分は知覚、理解、認識、記憶、判断などに関係し、前の部分は意図、思考、創造に関係しています。つまり、うしろの部分は、入ってくるさまざまな情報を処理したり蓄積したりする役割を担い、前の部分はそれらを活用して、意図したり、思考したり、新しく創造したりする役割を担っているのです。大脳を前後に分ける中心溝と呼ばれる深い溝（耳の上から頭頂部を通って反対の耳の上まで至る線上の付近）がありますが、その前後の付近は身体各部の感覚や運動に関係した部分が機能的に局在しています。これはペンフィールドの脳地図として有名です（図**24**）。

人間のみが特別なのではない

ここで注意しておきたいのは、高度な知的能力を担う新皮質が発達しているのは人間だけではない、ということです。かつては人間を「万物の霊長」として特別視する見方が支配的でしたが、近年は決してそれが事実ではないことがわかってきています。新皮質もイルカやゾウ、チンパンジーなどではよく発達しています。

確かに、サルに猿回しをさせたりイルカに曲芸を覚えさせることはできても、前頭葉が人間のようには発達していないので、さまざまな道具や技術を生み出す能力は、人間に較べて低いのです。しかし、チンパンジーやボノボは、なんと九九％の遺伝子が人間と同じで、石を使って固い木の実を割ったり、アリ穴に細い枝を突っ込んでアリを釣ったり蜜を得たりする能力があり、またある種の言語をもつこともよく知られています。

近年は、人間を頂点とする進化・発達ヒエラルキーで他の動物の能力を計ろうとする姿勢は危険であると反省されはじめ、幅広い観点をもった研究者の努力で、たくさんの動物たちに、かつては気づけなかった知的な活動があることが知られるようになりました。

たとえば、ゾウの大脳には人間のようにたくさんのしわがあるのですが、われわれの目から見る

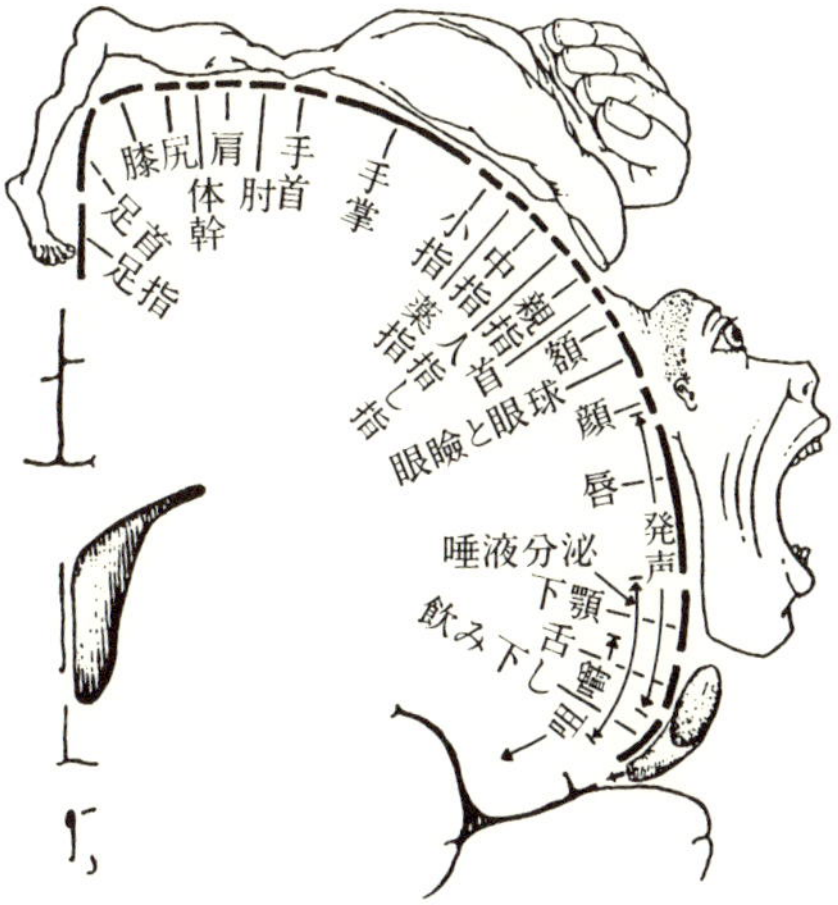

図24　ペンフィールドの脳地図

と、ゾウは人間のような細かな作業や動作、または創造的思考をしているようには見えないので、それらの神経細胞が何に使われているかは、よくわかっていません。ゾウはそれらの脳細胞を人間とは違った活かし方、たとえば自然の微妙な変化を察知し、それがもたらす予測的意味までも理解して、自然を破壊するのではなく、自然界の法則と調和しながら自己を活かすことに使っているにちがいない、と報告する研究者もいます。

人間はネコより柔らかい？

運動や感覚の面から人間を見ますと、イヌは人間より数千ないし数万倍も嗅覚が優れていますし、人間より速く走れる動物はたくさんいます。しかし一方、「ネコのように柔らかい」とよく言いますが、ネコには「ネコのポーズ」はできても、人間のように背中で両手を組むことや、アーチのポーズはできません。何かの点で人間よりはるかに優れた能力を持つ動物はたくさんいますが、実際は、人間ほど総合的に複雑な動きができる能力や繊細な感覚をもっている生き物はないといえるでしょう。これも豊かな脳細胞をもち、膨大な可能性を秘めている人間だからこその特徴といえるでしょう。そういった意味で、動物のような動きを土台にしながら、能力の底辺を広げていき、より複雑で高度な動きを練習することは、新皮質の発達につながるのです。

よく知られている時実利彦博士の表現を使って、三つの脳を特徴づけると次のようになります（図25）。

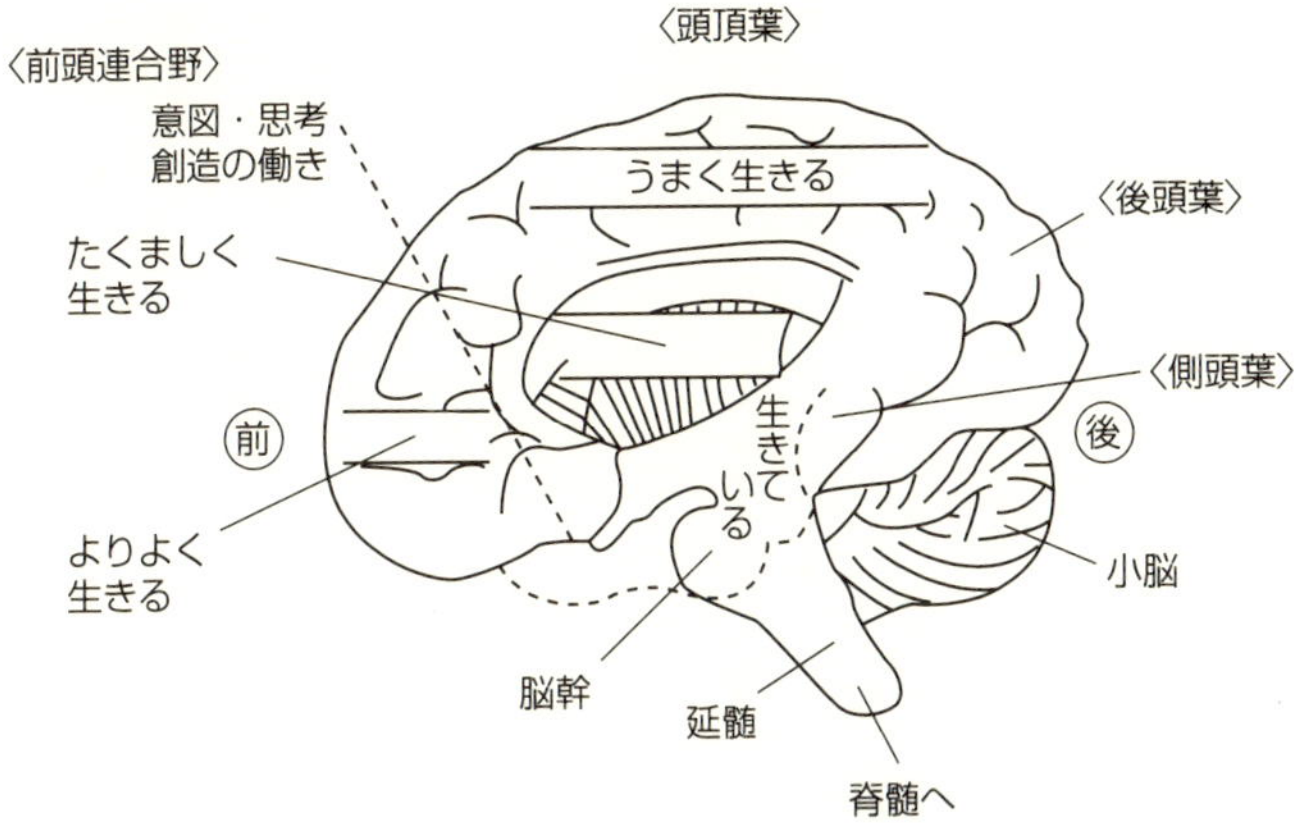

図25　脳の各部の役割

・脳幹＝生命の座（生きている脳）
・古い皮質＝本能と情動の座（たくましく生きるための脳）
・新しい皮質＝知・情・意の座（うまく生きるための脳）

なお、情動というのは、本能の欲求が満たされたときの快や逆のときの不快、身が危険にさらされたときの怒り、攻撃心、逃走行動などの個体維持と種族保存のための情動の心と行動を指し、新皮質の情とは分けています。物事をやり遂げてよかったという達成の喜びは、新皮質の心・情になります。

その新皮質の「知・情・意」ですが、知は知覚・認識・思考・判断・記憶、情は喜怒哀楽などの感情、意は意図・意欲・創造の心などを意味します。

三つの脳の関係

脳幹・古い皮質・新しい皮質の相互関係はどうなっ

ているのでしょうか。脳の進化・発達をみればよくわかりますが、生命は環境によりよく適応していくために、「必要に応じて必要な能力を造り出してきた」、すなわち古い脳を土台にして、新しい脳を築きあげて役割分担してきました。しかし、本質的には新しい脳も古い脳も別のものではなく、新しい脳はより特殊なことに適応するための変形にすぎません。そして新しい脳は、その土台である古い脳にエネルギー的に依存しているのです。すなわち、古い脳からエネルギーが送られなければ新しい脳は活動できない、という関係にあります。「人格の座」といわれ、人間を特徴づけている新皮質の前頭連合野も、活発に働くためには、土台となっている脳幹や古い皮質の働きが活発である必要があるのです。

それ故、心の能力を開発するといっても、大脳新皮質だけを相手にしても無理で、脊髄の根元から延髄、脳幹へというふうに、常に脳の元の部分を強化することが必要です。「全身が脳」という考え方に立たなければ、よくある間違いを繰り返すことになります。

ヨガの訓練は、実は肉体の訓練ではなく脳の訓練そのものなのです。もちろん、指導者が正しいヨガを理解していることが前提で、最初から体操としてしか理解していないヨガ指導者の指導するものは別です。日常生活でも、どこかが痛かったり疲れていると、思考力が鈍り、創造意欲も落ちることは、だれでも経験的に知っています。生理的条件を整え、強めることは、心理的安定の土台なのです。

新旧の脳の調和統一

最近の研究では、人間の心をつくりだす最高級の前頭葉連合野と、性欲・食欲等の欲求をつくりだす源である視床下部とが、ドーパミン作動性神経（たとえばA10神経）で直結しており、この神経が原始的な脳以外の大脳の他の部分に伸びていないことから、意欲・意志とか精神と呼ばれる心の源は原始的本能とも直結していることが分かってきています。欲望は悪いもの、動物的で低次元の心であるかのような説き方をしている「心を啓発する本」などをよく見かけますが、これはまったく逆なのです。欲望は「生命の働きに拍車をかけるもの」として、強いほど、深いほど、広いほど、生命力旺盛という意味でよいものなのです。ですから、古い脳を活性化させ、新しい脳が活発に働けるように訓練することが大切です。

問題にすべきは欲望にとらわれること、およびその方向と出し方です。欲望のエネルギーを、よくありがちな自己中心の方向から、自他一如、共存共栄、調和、統一の方向へ向けることです。方向を変える判断をしたり、その方法を考え、工夫し、つくりだすのは新しい脳の役目なのです。欲望のエネルギーは出し方を間違えると、自他を破滅に導きます。食欲は学習欲に方向転換が可能であり、性欲は行動欲にある程度変えることが可能です。そしてたとえば、「すべての生命、人類が救われることに役立たせていただきたい、真の智慧を得て、愛を捧げたい」というふうに、欲望を質的に高める方向へ道づけることが、新旧の脳を調和・統一する道なのです。

6　右脳と左脳

右脳、左脳とその心

人間の心を構造的に理解し、仏性を啓発する上で、もう一つ重要なことは、前にも述べたように脳幹上部の中脳以上（視床下部から）が左右に分かれて発達したことです。左右の脳の働き方にはたいへん興味深い差があり、最近はたくさんの本も出ています。左右の脳の働き方の違いは、人間以外の動物でははっきりしていません。人間は言葉を獲得し、次に文字を発明して、動物の進化史上画期的な飛躍を遂げたわけですが、左右の脳が分業的に働くことではじめて文化活動が可能であったと推察されています。左右の脳の働き方の違いは次のように要約されます。すなわち、知覚・理解・思考・判断において、それぞれ次のような面が得意なのです（図**26**）。

左脳＝言語的、時間的、分析的、部分的、客観的、記号的

右脳＝非言語的、空間的、直観的、全体的、主観的、映像的

総体として、左脳は理性的・理知的な心の働き、右脳は感情的・感知的な心の働き、と表現することもできます。この左右の脳の働き方の違いは、私たちが生活する中で、両者を互いに鏡にしながら、どちらにも偏らないで、両方の心の能力を広く深く開発して総合化し統一する以外に真の人間的心は育たない、ということを理解させてくれます。たとえば、感情的な心を中心にして生活し

仏性力の啓発には，右脳（感知力）と左脳（理知力）のバランスのとれた発達がその基盤になる。アサナは両者の協調性を高め，活性化する。

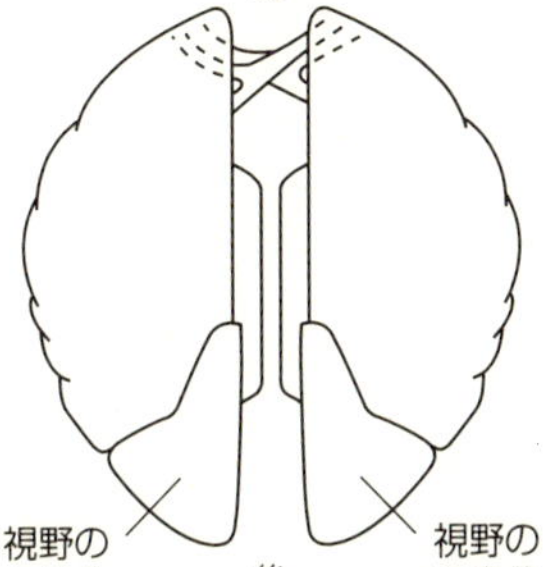

図26　右脳と左脳

ますと、「情に流される」ことになり、一方、理性的な心中心で生活しますと、「角が立ち、薄情」ということになります。また、感知的なことを優先させると「経験主義」に偏りますし、理知的なことのみを優先させると「合理主義」に偏ることになります。また、右脳ばかりを優先させると、物事を客観化・標準化して他と共有する世界が狭くなりますし、左脳ばかりを優先させますと、個性の違いを無視することになりかねません。

この左脳・右脳の役割分担によって、高度に発達した人間社会が生み出されてきたのですから、両脳の調和的発達が、生命からの命令に他ならないのです。実際、両脳の拮抗関係が人間の心を奥深いものにしたのですから、両脳間に生ずる葛藤・悩みを通じて、より広く、より深く、「人間」であることを感じ、認識し、それに基づいて行動してゆくことが、仏性の啓発に通じるのにちがいありません。

仏性啓発は左脳と右脳の統一から

人間の心を大きく、欲望の面、感情の面、理性の面の三つに分けますと、欲望の心は脳幹および左右脳の古い皮質にあたり、感情の面は右脳の新しい皮質、理性の面は左脳の新しい皮質にあたると考えられます。

私たちが物事を判断するとき、感情的に、または言葉にならない理由でイエス、ノーといったり、理性的または言葉にできる理由でイエス、ノーと言ったりしています。また色メガネでものごとを見ると言いますが、これも感情的色メガネと理性的（観念的）色メガネがあります。ほかにも感情的色彩を帯びた思考・意図と、いわゆる論理的な思考・意図があります。つまり、欲望↓感情的思考という右脳ラインと、欲望↓理性的思考という左脳ラインの二つの心のラインがあるのです。通常は左右両脳は、多数の神経繊維の太い束である脳梁を介して緊密に連絡をとりながら、いちおう統一的に働いています。しかし、その統一が不十分で、互いが相手を鏡にして、清めあい、高めあい、強めあえる状態ではないことが多いのです。

心の働きはより統一的に働いたときに、より正しい働きとして機能します。たとえば、私たちは「ありがとうと思え」とか「すみませんと思え」と言われたとしても、また自分が理性的に「これは感謝すべきだ」と考えても、実際、その感情が起こってこなければ、心の底から「ありがたいなあ」という気持ちにはなれません。逆に、心から「ありがたいなあ」と思ったとしても、なぜそのことがありがたいのかを広く深く思考して理解し、認識しないと、そのことが自分自身のその後の考え方や行ない方を成長させる状態にまで結びつかず、一時的な感情の揺れとしてのみ働き、すぐに過ぎ去ってしまうのです。真実をつかみとる能力は、体験（右脳的）と学習（左脳的）を交互に繰り返しながら、反省と冥想（統一の試み）を繰り返さなければ育ってこないし、より正しい自己の創造へ向かうことはできないのです。

食事を例にとって、「感謝」という意味を、脳の構造・回路の使われ方という観点から考えてみましょう。まず、「腹が減った（欲望）→ウナギが好き（感情）→食べる」という右脳回路的ラインと、「腹が減った（欲望）→蛋白質が不足しているから肉を食べる」という左脳回路的ラインがあります。そして、たとえ「おいしかった」「ごちそうさま」と感じ、それを言葉に出したとしても、その成り行きをよく振り返ってみると、それは自分の欲望がそのとき満たされたからに過ぎず、その後も同じことを繰り返すだけです。また逆に空腹感が満たされなければ、欲求不満に陥り、不平心が出てきたりします。これでは、イヌが餌をもらうとシッポをふって喜び、とりあげると怒るという動物心とほとんど変わらず、人間心（創造的進化の心）とは言えません。

そこで食事の根本を考えてみましょう。食物が自分の血となり肉となり、エネルギーとなってくれることによって、私たちは活かされています。言い換えれば、その食物が穀物であれ野菜であれ、魚や肉であれ、その生命を犠牲にすることによって、自分の生命が働くためのエネルギーに変換させていただいているのです。これを正しく理解すれば、本心から「ごめんなさい、ありがとう」という心になることが人間心であると納得できるはずです。

断食行法で右脳を正す

たとえば、生まれてはじめて断食を行なったとします。断食とは、単に何かの事情で食べることができなかったというのとは別で、積極的に自己を正すために行法として行なうものです。断食を行なう(体験、右脳的)と、今まで「空腹感→食べる」という行為の連続しか経験しなかった人が、はじめて「食べない」という体験をすることになりますが、この体験によって「食べる」ということ自体が対象化され、今まで自分が、何を食べたらよいか、などというレベルでしか食物を問題にしていなかったことにまず気づきます。また、腹が減ったから、おいしいと感じたから、どんな成分が含まれているから、病気によいと聞いたから、精力がつくから、などという心のみで食べていたこと、つまり自分の側からの要求、自己中心的な心のみで食を捉えていたことに気づかされます。

食事について正面から取り組むとき、「食べる」という行為そのものがどういうことなのか、心身に具体的にどういう影響を与えるのかなどを深く感じ考えざるをえません。たとえば、食べることはエネルギーがからだに入って力がつくだけでなく、実は逆に消化や吸収のためにエネルギーがいるので、からだが弱っている場合は食べることはむしろとても疲れることだと気づきます。また、断食後の復食と呼ばれる過程、すなわち重湯のような薄い食から、離乳食のような柔らかい食に進め、徐々に固いものに進め、量も増やしていく過程、だんだん内臓を慣らしながら食を進めていく過程において、たったスプーン一杯の重湯をいただいただけで、力がわきおこり、お腹も満たされて、とてもありがたいという気持ちがするという経験もします。そんなときは心から感謝の心や懺悔の心がわいてくるのです。また食欲に負けていじましくなり、たくさん食べ過ぎると、お腹がはって、急に具合が悪くなったりします。

断食の体験によって、ふだん食事をするときの心身の姿勢も、自分から自然に襟を正したくなってきます。猫背で食べていたり、テレビや新聞を見ながら、またガツガツとよく噛まないで食べていたことや、急いだ心、浅い呼吸で食べていたこと、そうした行為が、犠牲になってくれている食物にとても申し訳ないことなのだ、といったことに徐々に気づき、至らなかった自分を正せるようになってくるのです。

また食物の尊い生命をいただいているからには、その生命のエネルギーを無駄なく最高に消化・吸収し、さらにその食物のご恩に報いる生き方、仕事の仕方、生活の仕方を行なう必要があります。

そこまで行なえたとき、はじめて感謝の心を実行していることになる（左右脳の統一）、と気づき始めます。また食物が、口に入って咀嚼《そしやく》・消化・吸収・中和・排泄されていく神妙なる働きに感謝し、そのすべてが滞ることなく行なわれて、はじめて栄養になることが理解できます。そして食物を正しくお迎えできるだけの心身の備えが必要なのだという考え方もできるようになってきます。

大便や小便についても、単に食物のカスや汚いもの、という心で接していた間違いに気づき、生命からの大きな便りであり、小さな便りであり、自分の食べ方の間違いに気づかせてくださる貴重なものなのだ、トイレはその意味で排泄を感謝させていただく場であり、生命からの情報収集の場でもあり、また犠牲になってくれた食物をお見送りする場であることにも気づき始めるのです。そして食欲については、執着から離れられるようになり、「食べてよし、食べなくてよし」という自由な心、あるがままに受け入れられる心、与えられたものに「足るを知る」心になってきます。

これは断食行法の例ですが、冥想行法は心の断食行法と言えます。さまざまな行法と呼ばれているものの本質はこういう気づき（悟り）に導くものです。丹田・仏性の開発・啓発の修行法と、からだを中心に鍛えるという発想のエクササイズとは、こういう点が根本的に異なるのです。

右脳的心の働きとコントロール

右脳的な心の働きは、欲望と同様、それ自身に善悪や価値の高低があるわけではありません。問題は自己の感情や感じたこと、イメージ、直感、体験にとらわれてしまって、体験主義、独善主義におちいり、左脳の働きと協力できない状態になることです。それ故、右脳の開発には、まず右脳の働き自体を広げること、つまりより多くの人々、動物や植物など生物の一切と〝共感〟できるだけの感性や感情の豊かさ、そして、人間性の幅や深さ、細やかさを目指して、できるだけ異なった体験、質の違った体験を意識的にすることです。

体験といっても、自分に都合のよい感情や感性にかかわる神経回路のみを発達させるのではなく、自己中心的レベルを超え、自他一如的な感情・感性のレベルへと質を高める練習をするのです。

「坊主憎けりゃ袈裟《けさ》まで憎い」という言葉がありますが、これがとらわれです。好き嫌いがあること自体は自然なことですが、その感情に縛られた思考、判断、行為になることが問題なのです。「好きこそものの上手なれ」だけでは、右脳は未開発の状態です。「好き嫌い関係なしに、上手になり、やる気も満々」を目指すのです。また「感じる」ことは麻痺してしまうよりはずっとよい状態ですが、過敏も異常であり、結局のところ感性・感情中心に生きていると、自己中心というレベルを超えて仏性に至ることはできないのです。

左脳的心の働きとコントロール

左脳的な心の働きは、右脳的なそれと比べて、これまで大いに重視されてきました。それ故、理性を感情の上において、「理性で感情をコントロールする」という誤った考えが流布し、IQが高いことが価値とされてきました。その結果、知育に重きを置き、徳育、愛育、氣育、体育といった分野がおろそかにされ、真の意味で個性や人間味が無視されるという社会が出現し、今日に至っています。

日本では近年は逆に右脳が重要ということで、さかんに右脳を上手に使うための本などが出回っていますが、前に述べたように右脳だけが重要なのではなく、「片側の脳に偏らない調和的発達」が重要なのです。「自己中心的欲望↓感情ライン↓行動」「自己中心的欲望↓理性ライン↓行動」の主導権争いを超え、互いを鏡として、その自己中心性を離れ、清め合い、高め合うという両脳の働きを統一する訓練によってしか、両脳が分業して発達した真の意味も価値も理解できません。また、右脳的心と左脳的心が互いを鏡とする態度と意志が、理性と感情をともに深め、清め、高めていく道であり、仏性啓発に通じる道なのです。仏性レベル、すなわち最高に開発された左脳心に生じるのが、釈尊以来強調されている「般若《はんにゃ》（真の智慧）」であり、右脳心に生じるのが「慈悲（聖なる愛）」と言えましょう。

さて理性的、言語的な心の働きも、感情と同様、それ自体に善悪や価値の高低があるのではありません。問題は自分の判断、思考、論理、意図にとらわれてしまって、右脳と協力できない状態になることです。人はみな、それこそが自分自身と思い込んで混乱しやすく、自分の考えだと思えるもの、自分に都合のよい思考、論理、判断、行為こそよいことで重要に思え、他の人のそれは逆に見えやすいのです。自分の意見や考えの欠点を指摘されると、まるで自分の全体が否定されたかのように反発する人もいます。他の人の考えや行為が重要に思えないと、差別心を生み、相手の感情を無視し、合理主義に走ってしまうのです。人間が大事という思想も、人間中心主義となり、他の生命は絶滅させてもよい、ということになりやすいのです。これが左脳的とらわれの心、こだわりの心、自己中心・自己本位の心です。

現在の自分の見方、感じ方、考え方のみを中心にするのではなく、できるだけたくさんの人の見方、考え方を学び、たくさんの分野のことを学習し、右脳心を鏡にしながら、そのすべてを含み込んでしまうだけの幅広さ、深さにまで理知心・理性心を高めていくことです。また、知っているだけのことと、ほんとうにわかっていることとを区別して、常に自分に問いかけながら、真実のみを根拠に発想する練習をすることです。左脳の働きを確かなものにするには、この区別は重要です。

情報を真実としない姿勢

最近は情報が氾濫しているので、単に知っていることと、わかっていることとの区別がむずかしくなっています。また早く多くの情報を得たものが、金儲けしやすい社会の仕組みになっていますので、情報が価値と見なされやすくなっています。ところが多くの情報は、真偽の確かめようがないもの、部分的なもの、一方的なものがほとんどです。「知った」ことを「わかった」ことと錯覚すると、頭が混乱してしまいます。

世の中には、あらゆる種類のたくさんのいい加減な情報が入り乱れていて、多くの人々が惑わされ、動かされ、気がついたらとんでもないことになっていた、ということが往々にしてあるものです。情報はいつの時代でも金や権力のあるものに一方的に操作されやすく、実際は真偽が不明なものなのだ、ということを自覚しておくことが必要で、それが情報の本質であることを忘れてはなりません。たとえば、「健康関連情報」にしても、「奇跡の○○断食健康法」と宣伝されると、断食は素晴らしそうだからやってみようと思い、逆に新聞で、「断食道場で餓死、無惨」と報じれば、とんでもないことのように見えます。「○○が△△に効いた、驚異の○○」とテレビでやると、いっぺんに店頭からその品物が姿を消し、しばらくはブームになり、「危ない○○、△△に発癌の恐れ！」と報道されると、今度はいっぺんに下火になる、ということが繰り返されています。「これさえ飲めば、すぐ○○がよくなる、痩せられる！」といった類のもの、つまりインスタント的なものは、すべてうそといっても過言ではないでしょう。

ジョギングを例にとるならば、「ジョギングをやってよい人が、やってよいときに、その人に適した正しい走り方で、ちょうどよい質・量だけ行なったときに、初めて健康法にすることができる」というのが真実であって、さらに食事やその後のからだの休め方なども考えなければならないのです。こうして、より深く総合的、段階的、自然的な考え方をせずに、短絡的にただ走ればよいと思って走ったときに事故につながるのです。「走る」ことが即、健康によい、スポーツが健康によい、という短絡思考は捨て去らなければなりません。こういう情報に振り回されるのは、自分の左脳の開発レベルが低いのだ、と知る必要があります。

○○は△△によい、××に悪いといった思い込みは、自分が自分にうそをついていること、そうとはわからずにそうだ、としているところに問題があるのです。自分の考えではなく、気づかずにそうと思わされてしまっている「入力された情報」である、ということに気づかねばなりません。テレビやラジオなどで、部分的、一方的、画一的なことを聞いて、いつのまにか、自分の考えのように思い込んでいるのです。また「○○を食べたら、自分は調子よくなってきた！」という程度の体験で、他の人にも「○○はよい」という判断をしてしまうことも、同様におかしいのです。

このように、部分的、画一的な情報レベルで自分を錯覚に陥れていると、いつまでたっても真実は明らかになってきません。常に真理の探究者、求道者として「道=真実」を求め、実行を通じて把握しようという姿勢、また常に未完の自分として、反省・冥想をおこたらないことが、左脳の開発に必要です。

知行合一が両脳を統一

人間は過去の歴史の中で、感じ方の違い、見方の違い、考え方の違いにとらわれた結果として、自分の考えを正しいと盲信し、狂信し、迷信し、右脳から「それは違う」という声があったにもかかわらず、色メガネで判断するという愚挙を繰り返してきました。その結果、ほんとうはだれも望まなかったに違いない紛争や戦争が際限なく引き起こされてきたのです。いわゆる「○○主義」という固定的な思考方法（死んでいる頭）を超え、多様性を受容しながら、「ものごとの考え方、行ない方に終点はない」という人間脳（生きている頭）に与えられた潜在的可能性の開発に向けて歩むことです。

「広く浅く学ぶ」か「狭く深く学ぶ」か、という学び方の違いがよく語られますが、実際は浅ければ広くはならず、狭ければ深くはなりえないというのが真実です。専門的知識、技術、情報を手に入れることと、理性心の開発とはまったく別の問題です。直面する現実、自然は常に未知と知、未科学と科学、わかった世界とわからない世界が、一つになっているのです。その了解がなければ、そして、まだまだ奥があるという了解がなければ、心の進化力を失い、自己の知識、理解、思考、判断、意図にとらわれることになり、理知心の進化が止まります。この意味で、解脱したとか、悟ったというのは、以前の自分と比較して、ある問題について悟った、というように部分的、段階的にしか言えるものではありません。

解脱した、悟った、神が降りた、釈迦やキリストの生まれ変わりだと言って、それを商売にしている偽宗教家がたくさんいます。これらは本人の自己催眠状態にほかならず、真実の世界、真実の宗教とは無関係です。世の中には人々に恐怖心を与えて、理知心を無力化させ、霊感と称して金儲けをしたり、理知心とは無関係な〝特殊な能力〟を売り物にして、欲望をあおり、理知心を弱めてしまう偽宗教家や偽善者がたくさんいます。

大切なのは、自己を無自覚的な被催眠状態から目覚めさせ、覚醒させることです。マスコミも一種の催眠をかける装置だと距離を置いて見る必要があります。理知心を開発しなければ、覚醒力、すなわち〝真実を把握する力〟は育ってきません。世の中には、部分的にみればよさそうでも、全体の中ではそうとは言えないことがたくさんあります。また、日本では通じても、ヨーロッパでは通用しないということもたくさんあり、逆もあります。いまの時点でよさそうに見えても、時が経るとそうでなくなるものもあります。理性的・理知的心（時間的条件とかかわりあいの深い心）、感情的・感性的心（空間的条件とかかわりあいの深い心）の両方をもっている人間脳の最大の役割、両脳が分かれて発達した最大の意味と価値は、時間と空間を超えたレベルの〝真実〟の把握にあります。両脳を統一する道は、「知行合一」以外にありえません。これなくしては、真実把握の道も仏性啓発の道も拓かれてこないのです。

狭い自己流の考え方、思考、論理、意図にとらわれている状態とは、脳内の十兆を超すシナプス（神経回路）が、できるだけ多く使われることを願っているのに、狭い範囲の神経回路のみを偏って使用している状態と言い換えられます。また自己中心的回路のみを発達させているとも言えます。

徹底して学習・研究・工夫・体験し、できるだけよいと思われる他の考えや、気づけなかった感情・感性に接して取り入れ、それを止揚することが大切です。これを繰り返すことが、より多くの神経回路をバランスよく発達させることになり、右脳的心に協力できる左脳的心を開発、コントロールする道となります。

7　仏性の啓発

個性の開発は仏性中心に

それでは改めて仏性の啓発について、自分らしく生きるという観点から考えてみましょう。自分らしく生きるためには、その人らしさが十分に発揮されることが必要ですが、その人らしさは大きくわけて、肉体的な個性や体質的なものからくるものと、精神的な個性や気質的なものからくるものとがあります。これらに影響を与えるものには、遺伝的な素質、環境、生後のさまざまな関係などがありますが、生活ヨガでは、とくに心の面の開発について、「仏性」啓発を中心にしながら個性を開発せよ、と教えています。それは、仏性の啓発以外のことを中心にした場合、個性の質というべきものが、低いままになるからです。

たとえば、人によって感じ方が異なることは個性の土台になり、個性豊かな芸術作品は、人間の感じ方について素晴らしい発見をさせることがあります。しかし、自分がどう感じるかだけを中心にしますと、自分の感じ方が一番とか、それだけが正しいというとらわれが生じて、他の感じ方は認められない、ということになりやすくなります。

立て膝をして食事をする姿を見ると、日本人の多くは「行儀が悪い」と感じます。しかし、アジアでは、立て膝はむしろ正式な座法の一つであるとする国々のほうがはるかに多いのです。あるいは、刺し身や味噌汁は多くの日本人には格別においしいと感じるものであり、生臭さや味噌の匂いは特別にいやにはなりませんが、欧米人にはとても嫌がる人も多いのです。最近は、寿司や和食が世界的に普及してきたので、だいぶ事情も異なってきましたが。

自分の感じていることを高い基準でチェックしないで、それを中心にしたり、感情的に判断すると、真の個性を尊重する心が育ちません。世の中には自分の基準とは異なる基準を持つ人がたくさんいる、自分にとって自分の基準が大切なように、他の人はその人の基準が大切なのだということを認め、多様性の尊重を自己の感性の上に置くことは、人間が互いに平和に生きるための基本的な事柄です。

仏性は目覚めの可能性

前にも述べましたが、手の一本一本の指は同じではなく、それぞれに特徴があり個性があります。ですから、一本一本を用途に応じて働かせることもできますが、同時に、手は全体としてまとまって働いたとき、より高度な働きができます。一本一本の指が一本で働くよりもずっと活かされ、一本では決してできないことが、全体を一つとして動かしたときになし遂げられます。それはより大きな喜びにもなるのです。

一本一本の指が全体を無視して自己主張するとどうなるでしょうか。五本の指が、それぞれ勝手に別々の動きをし始めたら、いったいどうなるでしょうか。また逆に、もし手の五本の指の個性がなく、全部が人差し指であったり、親指あったりすればどうなるか、想像すればわかると思います。

個が犠牲になるのでは全体が真に生きることはなく、逆に、全体との調和なしに個が真に活かされることもないのです。開発されるべき個性は、この意味でも、仏性が教える「他と活かし合い、全体と調和する」ところにその存在意義があります。個にとらわれていては仏性は啓発できません。

仏性とは、聖性、良心、人間的基本心などと言い換えることができます。仏性の「仏」は仏教と直接関係はありません。「ブッダ」が「目覚めた人、覚者」の意味で使われているのと同じように、ここでいう「仏」は「人間の本性に目覚めた生き方ができる性質」だと理解してください。

仏教の開祖の「釈迦牟尼仏陀《しゃかむにぶつだ》」は、シャカ族に生まれ、冥想修行、ムニの生活・苦行生活をして、ブッダ（目覚めた人・覚者）になった人、という意味で、「ブッダ」は歴史上の「釈尊」専用の固有名詞ではありません。人間はだれでもその本性に目覚めれば、ブッダとなる性質（仏性）を与えられているというほどの意味です。

人間はさまざまな可能性を秘めて生まれてきます。からだについて言えば、子どものときから成長するにつれて思春期に入り、自然に性に目覚めます。しかし、仏性の場合は、ほっておいたら自然に目覚めてくるというものではありません。自然界にたとえれば、種があっても、水、光、適当な温度、土の栄養分などがなければ芽が出てこず、花も咲くことがないように、仏性も、目覚めてくる条件や教育が必要です。因と縁があって初めて開花するのです。

仏性はバランスのとれた脳の働き

仏性は心理的バランス維持力と言い換えることができます。しかし、その所在を確かめようとすると、たいへんむつかしい問題が出てきます。上丹田＝仏性と表現することもできますが、この場合、脳の視床下部や松果体の部分の働きのみをさすように錯覚してしまいがちです。

仏性は、いわば心が高度に働いている状態のことですから、知・情・意が最高に開発され、かつバランスのとれた状態と言えるでしょう。見方を変えると、右脳・左脳・脳幹が最高に開発され、かつバランスのとれた状態、大脳・辺縁系・脳幹がバランスよく働いている状態と言うこともできると思います。左脳を仮に理性としますと、その最高の働きが真の智慧で、右脳を感情としますと、その最高の働きが聖なる愛の心です。それとともに脳幹＝上丹田（三丹田を代表させて）＝氣力が最高に開発され、この三者がバランスよく一つになったときの働きが仏性と言えるでしょう。

仏性は、人間社会で教育しなければ、目覚めることはむずかしいと思われます。しかし、教育といっても、知識を詰め込み、記憶力を競うような知識偏重の教育では、仏性は目覚めることはありえません。

学校の給食の時間に、食物に手を合わせるのは「宗教」を連想させるのでよくないという意見があった、という記事が新聞に出ていましたが、「宗教心」を育てることと、特定の宗教団体にかかわることとは、まったく別だということに気づかねばなりません。

宗教の「宗」は根本という意味です。人間が人間社会に生まれて生きるかぎり、「宗教＝根本の教え」はなくてはならないものです。「宗教」と聞くと既成の宗教団体をイメージし、そのマイナス面を思い出してしまうから、そういう誤解や混乱が生じるのです。

食物は、私たちの生命の糧となってくれる生命です。それを大切にいただく、感謝して食するのは、人間が人間となって以来行なってきた基本的な精神態度であり、食物に対する根本的な教えであって、それよりずっと新しい何かの宗教団体などとはまったく関係がありません。人を殺してはいけない。仲よく生きる。弱いものをいたわる。生き物を無闇に殺してはならない――こういった基本的なことが特定の宗教団体と関係がないのと同じことです。人間が精神的に成長するためには、宗教団体は必ずしも必要ではありませんが、宗教心を育て教育することは不可欠です。仏性（聖性）啓発は宗教心を育てることと同じと言っても過言ではありません。

利己心を超えて

現代社会は、近代社会の価値観である科学性や客観性を重視するあまり、結果的に「科学教」つまり未科学の分野までも非科学としてしまう「物質偏重の科学」の盲信者や、「常識教」すなわち自分の常識が世界の常識と信じ込むような盲信者を無自覚に作っています。これも仏性を啓発する上で大きな弊害になっています。多くの日本人が自分は無宗教だと言いますが、実際は科学教、常識教の信者であることに気づいていないだけです。宗教とは何か、科学とは何か、人間とは何か、どう生きるべきか、などの問題を根底から問い直すことがいまとても大切です。

たとえ教育内容がよくても、個性を押さえこむような教育方法では仏性が磨かれることはありません。一方、個性を大事にしようとするあまり、エゴイスティックな我を張る態度を個性と混同して許してしまう社会では、仏性が啓発されることはないでしょう。人間は十人十色というのも真理ですが、「人はみな同じ」というのも、観点を変えれば真理なのです。人それぞれの個性、民族それぞれの文化がありますが、互いを認め合い尊重し合う心を育ててこそ、真の活かし合いの世界が生まれます。

仏性啓発の中心は、自他を大切にする心、愛の心であり、調和・和合の心です。地球上の一千万以上の種類の生きものが、それぞれの個性を活かしてこそ、また活かし合うべく生まれてきているという真理に従ってこそ、地球全体の真の調和があります。

古代インド哲学の智慧の中では、何かと何かのあいだに共通性を見いだす能力は、異質性を見いだす能力よりもレベルが上である、と位置づけられています。調和という宇宙法則の大原則から言えば、異質に見えるものの中に共通性を見いだすことは、確かに、より高度な能力かと思います。

仏性の啓発には、どうしても超えねばならない心があります。それは無意識に持ってしまっている利己主義・自己中心・自己本位の心です。自分は大事にするが他人は軽んじる。自分の家族や子ども、自分の会社、地域、国は大切だが、他のそれらは大切だと思わない。人類は大切だが、山川草木や虫、魚、動物はより低いものと見なし、人類の都合を優先させる。こういったことが自己中心・自己本位の心です。

私たちは気づかないうちに、実際、こういう行動をとっているものです。理屈ではわかっていても、実際の行動や発想がそうなっていないのです。この心は、生命ある個体が持つ自己保存の本能と種族保存の本能が原点となっていますから、だれにでもあるものです。しかし、この心を中心に社会生活をすると、他とぶつかったり、紛争や戦争が起こったりして、一時的に幸福に見えることがあったとしても、長い目でみれば、結局は不幸に陥ってしまいます。

第五章　自分らしく生きる

1　霊的な使命

真の幸福

世の中には、活き活きして輝くように生きている人、他から見ても、実にその人らしい生き方をしていいてなかなか真似ができないと感じる人生を送っている人、自分の仕事を心から天職と感じ、生きがい、働きがいを感じながら生きている人がいます。

一方、他人がうらやむほどのお金を持って幸福そうに見えても、夫婦や親子関係で困ったことが起きている人、いつも馬車馬的に働いて仕事人間といわれていても、私的な面ではまわりにとても無理をさせたり迷惑をかけたりして仕事が幸福をもたらしているわけではないと思える人もいます。

前者のような人は共通して、生まれてきたことに感謝し、いま与えられている環境や過去の境遇にも感謝しています。また、自分がいま生きているのは、自分の力ではなく、多くの人々のお陰だに違いないと考え、功名を得ても決して威張りません。そのような生き方ができるようになることが、真の幸福福に違いないでしょう。

しかし、こういう幸福はすぐに与えられるものではありませんし、そのように生きている人でも、最初からそうであったわけではありません。紆余曲折《うよきょくせつ》、艱難辛苦《かんなんしんく》を経て、そういう状態になれたのです。かといって、そういう人は特別な困難を超人的な方法で乗り越えてきた類《たぐ》い稀な人というわけでもありません。ヨガでは、こうした魂からの喜び、環境や条件が変化しても続いていく幸福感はだれでも得られると教えており、真の自分に目覚めることがその道であると説いています。

これに対して一時的な幸福感は、その人の欲求の在り方にもよりますが、欲求が満たされればいったんは得られます。車が欲しいと思っている人は、車を手に入れれば、その満足から幸福感が得られます。結婚したいと思っている人は、相手が見つかり結婚すると、幸福感が得られます。

しかし、この種の幸福感は、一時的なものに終わりやすいのです。たとえば、車を手に入れた人は、やがてその車では満足できなくなり、より高級な車を求めたり、別のタイプの車がもう一台欲しいと思うようになり、新たな欲求が満たされるまで、いつも不満感や不足感が残るのです。結婚生活も、期待していたようなものと違っていると、こんなはずではないと思い始め、満たされない状態になります。それが繰り返されるので、いつまでたっても真の喜びにならないのです。結婚生活は毎日が新たな幸福を創造するためにある、結婚から「結魂」へと進んでいくためにある、と思ったほうがいいでしょう。

物質的な満足感や経済的な満足感、また他に依存した満足感からくる喜びや幸福感は、結局、一時的なものに終わってしまいます。それらでは得られないのが、精神的な充足感からくる喜びなのです。

霊的な使命

生活ヨガでは、精神的な深みからくる喜び、「生かされて、生きている」という実感からくる喜び、すなわち魂からの喜びこそ真の喜びであると教えています。そして、人間はだれでも低次元の喜び、つまり物質的、他者依存的、条件依存的、自己中心的な喜びから、より高次元な喜び、つまり精神的、自存的、無条件的、他者中心的な喜びを求めて生きるものであり、魂はその方向へ成長し進化するものだと教えています。これが人間生命の自然な法則なのです。

自然を敬い、自然に従って素直に生きる、そういう生き方をしていれば、おのずと魂は成長するはずなのですが、実際は物質的なものにとらわれ、自己の感じ方や考えにとらわれ、また不幸や不平不満の原因を他に見ようとするので、結果として、なかなか精神的な真の喜びが得られないのです。

確かに私たちは、はじめから精神的な喜びや魂の喜びを求めて、ものごとを判断しているわけではありません。新しい職場を探すとき、職種の適不適は考慮するにしても、給料のよい方、仕事がつらくなさそうなほうを選ぶのがふつうでしょう。また、自己中心的な好き嫌いで選びがちでもあります。しかし、天職は最初からあるわけではなく、精神性の成長とともに、仕事の意味や天職に気づくようになってくるものだと思います。

私たちはまた、やりたくない仕事が回ってくると、上司の命令だから仕方がない、食うためには我慢しなければと、無理をして気乗りしないまま行なって、ストレスをつくってしまいます。

このように、往々にして私たちは、与えられたご縁を自己進化の教えとして受け止めることをしません。また、それを通じて自己を高め強める工夫も充分しないで生きているのではないでしょうか。結局、真の喜びとは別のものを求めることを繰り返しながら、徐々に精神性を発達させ、ようやく自分とは何かに気づくようになっていくのが、ふつうの道のようです。それまでは、それと気づかず自分の「精神性＝霊性」を無視して生きているのです。

真の喜びをともなった生き方は、結局、自分とは何かに気づかなければ始まらないようです。「自分」とは宇宙法則の一つ、すなわち「この世に二つとない自分」であり、実際、これまで地球に存在してきた五十数億人のだれ一人として同じ人はいないという事実や、この時代の日本に生まれ、こういうご縁の両親の下に生まれた……という事実の深い理解から、本当の生き方が始まるのです。

私は、古来「霊性」と呼ばれてきたものは「真の個性的な精神性」のことだと理解しています。これまで私は、不思議なご縁や独特の環境や個性を与えられ、だれにも真似できない生き方をしてきた人に何人か出会っています。その人たちに接して感じるのは、その人に与えられた「霊的な使命」というべきものがあり、それを自覚した生き方をしている、ということです。言い換えれば、「真の個性的な精神性」を発揮した生き方をしているのです。宇宙が一人一人に個性を与えてこの世に誕生させるのは、各人がその個性を発揮させるためなのです。

霊的使命に則した生き方をしている人は、超人的と感じることをしたり、端から見るととても運がいいと感じることがあったりします。その人の個性が真の意味で生かされているので、目に見えない力、神様やご先祖が協力している、というふうに感じられます。本人も自分の力でものごとを行なっているのではない、と実感しているようです。

「霊的な使命」は、だれにでもあります。しかし、自分の我、とくに「小我」にとらわれていると、その使命を自覚することはできません。小我を越えて「大我」の自分に任せて生きていくと、自覚の道に通じるのです。

自分は尊く貴重な存在

私たちは、突然生まれてくるのではなく、原因があって生まれてきます。この時代に、この国に、こういう環境と両親のもと、この日、この時刻に生まれてくる、というのは、すべて〝因〟があって〝果〟としてのことなのです。

遺伝子の系譜をみても、一代前、すなわち両親は二人ですが、二世代前のおじいさん・おばあさんは二の二乗で四人、一〇世代で二の十乗で一〇二四人、二〇世代で百万人を越え、二七世代で日本の現在の人口と同じ一億三千万人を越える祖先がいるという計算になります。仮に一世代を二五年とすると、計算上は、二五年×二七世代＝六七五年前に、一億三千万人の先祖がいたことになりますが、もちろん当時、日本にそんなに人口はいませんでした。実際は親戚どうしの結婚が繰り返されているので、実数はずっと減ります。それはともかく、一億三千万人の百分の一にしても一三〇万人のご先祖、千分の一としても一三万人のご先祖がおられたのです。そのすべてのご縁のもとに私たちはいま生きているのであり、そのだれ一人が欠けたとしても、自分はこの世に存在しないのです。

しかも、先祖はそれ以前からずっと続いてきたわけですし、そのもとを遡っていけば、人類以前に行き着き、さらに進化の歴史をたどれば、原始生命の誕生以来の、途方もない深いご縁のお陰で現在の自分が存在していることがよくわかります。

物質進化の観点に立てば、地球始まって以来、いや宇宙始まって以来のすべてのご縁があって、初めて私たちはいまここに存在しているのです。途方もないことですが、これは事実です。ですから、自分はそれだけ尊く貴重な存在なのだという認識が、私たちには必要なのです。

内なる先祖

自分は偶然この世に生まれてきて、この肉体の始まりが自分の始まりなのだという認識で生きている人と、宇宙や生命といった大きな連続性の中に自分がいるという事実を深く理解した人では、その生き方はおのずと違ったものになります。ご先祖はお墓の中におられるように錯覚している人がいますが、実際は私たちの中におられるのであり、自分とはすべてのご先祖の集約だとも言えるのです。

それ故、先祖供養とは、ほんとうはお墓にお参りすることではなく、ふだんからご先祖に感謝し、ご先祖の心にそった生き方をすることなのです。大半のインド人はお墓をもっていません。地球上には、彼らと同様、お墓をもたない文化の国もありますから、お墓まいりの伝統が人類普遍のものだというわけではありません。かといって彼らが祖先をおろそかにしているわけではなく、彼らなりの敬い方をしているのです。焼いた遺体を河に流すから野蛮だ、粗末にしているといったものの見方は偏見にすぎません。

「自分」や「祖先」について、古代の人々の考え方には、互いに似通ったものがあります。たとえば、太陽が父であり地球が母であり、すべての生命は兄弟だという考え方や、人間だけ、生きものだけでなく、石にも空気にも水にも、すべてのものに神が宿っておられるから、大切に扱わねばならないといった考え方です。日本では「八百万の神々」という発想も生まれました。自分の元、つまりご先祖や兄弟を、人間だけに限らず幅広くみる見方を発達させたのです。

古代のインドなどに起こった文化では、自分たちの元は、いま、ここのすべてを創りだした宇宙の力であり、それが神である、そして自分の中で直接自分を生かす働きをしてくれている力と、太陽や月、星、地球上のあらゆる生命を生かしている力とは本来一体のものなのだと認識していました。そして、人間は、自分の中の自分を生かす力＝内なる神と、自分の外で働いている宇宙の力・宇宙の意志＝外なる神の意志とが一体になった生き方ができるように、この世で修行するために生まれてきたのだ、という哲学が生まれました。自分の本体は肉体そのものではなく、それを生み出した大いなる力の一部分、すなわち自分に分け与えられたものなのであり、それがこの肉体と心を仮の住まいとしてこの世に生まれた。だから、肉体や心の欲求や動きにとらわれず、また社会環境に惑わされず、それらを統御して本来の意志＝宇宙意志＝神の意志と一体になるまで修行し続けることこそ生きる道だと理解したのです。

日本では自分の本体の名称として「魂」がありますが、東洋人は魂が宇宙の意志と一体になれるまで何度も生まれ変わってくると考え、また個人ごとに人生で与えられるさまざまな条件や試練は、すべてこの魂が成長して宇宙と一体となりバランスのとれた状態になるために、その人にふさわしいものが与えられるのだ、と考えたのです。

2　身・心・霊

未来に影響を与える現在の自分

自分とは何かについて、過去からの連続性の中で捉えることが必要だと述べました。今度は逆に未来を見てみると、私たちが多数の子孫の祖先になることに気がつきます。

祖先の生き方が私たちに影響を与えたように、私たちの生活の在り方が、そのまま未来の人たちや地球のすべてに大きな影響を与えます。すでに行なってしまった未来への悪影響として、たとえば公害問題があります。現在の地球の環境破壊は、私たちの意識が作りだした社会が作っているものです。つまり、意識の在り方が問題の根源ですから、そこを変えなければ、根本的な解決にはならないのです。

いまアトピー性皮膚炎で悩む子どもたちがたくさんいますが、重要な原因の一つとして、両親のまちがった飲食物の摂取によって蓄積された身体毒が濃縮されて子どもに移っていることが挙げられています。だれも自分の子どもをアトピーで苦しめたいなどとは思っていなかったはずなのですが、「自分」に対する見方の狭さや、無知な食生活や利己的な行動が、知らない間に子どもを苦しめる元を作ってしまったのです。

自分のからだは未来の子どもたちの親になるからだなのだということを理解し、自分の狭い欲望を満たすためのものではなく「神が宿る神殿なのだ」という観点をもてば、おのずから行動も変わるでしょう。それがなければ、汚染された食物を無意識にからだに取り入れ、その結果として、親の因果が子に報いることになるのです。

個人のエゴ、地域のエゴ、時代のエゴを超越できる幅のある意識でなければ、公害問題を生んでしまいます。現在の科学では、遺伝子がからだに及ぼす影響などは比較的分かってきていますが、精神性が遺伝子を通じてどう伝わっていくかは未解明です。しかし、証明はできなくても影響を与えることは必至です。一人一人の人間は祖先から続いてきた大切なものを未来へバトンタッチさせていただく存在です。子どもを持たない人も、同じ人間として共通の役割を担っていることに違いありません。

まだ種として四、五百万年の歴史しか持たず、イルカやゾウのように五、六千万年の歴史に比べたら幼稚とさえいえる人類目ヒト科ヒトという種としては、自分をどこまで高め浄めて、次につないでいくかということまで視野に入れた生き方をしなければならないと思います。

「自分」とは何か

「自分」とは何か、という疑問に対して、大きく分けて三つの考え方があります。

①科学的な考え方

自分とは、この肉体と心である。この世に生まれてきたのはまったくの偶然である。人生は宿命的に決まったものではなく、運命は自助で開けてくるものであり、大切なのは努力することである。「自分」はこの世に生まれてきたとき、または母親の体内で受精したときから始まり、肉体の死がすなわち「自分」の死である。そのときがすべての終わりである。

あの世の存在に言及するのは、死んだ体験がないのだから非科学的だ。臨死体験と言っても、死にかけて生き返っただけで、本当に死んで生き返った人はいない。だから、それだけの経験で死後の世界があると結論づけたり、幽霊、霊障、祟りがあるとか言って人々を脅すのは、とんでもないことである。これらは一種の迷信であり、心理が異常な緊張状態や弛緩状態のときに主観が幻覚させられることであり、正常な理性をもった状態であれば、客観的・科学的でないことがすぐわかる。

過去に多くの人々が、不幸な事件の原因は魔女にあるとして、何もしていない人々を魔女狩りの対象にした。また、黒死病が流行したときには、それを悪魔の仕業とみる非科学的な人々のために多くの人が犠牲になった。あのような暗黒時代を再現させないために大切なのは、すべてを科学的な態度で判断できる理性を育て、人間性を養うことである。

②宗教団体がよく説く考え方

自分とは霊であって、着物を着ているように霊が肉体をまとっているのである。肉体の死は霊にとって眠りのようなものだ。人は肉体の死後もずっと霊として生き続け、また新しい肉体を与えられれば、その衣を着てこの世を生きる。

この世はいわばすべてが幻想であり映像である。真実在ではない。世の中に不平等に生まれてくるのは前世からの因縁であり、たとえば盲目で生まれたのは、前世や過去世で他人の目を潰すような行為をした報いである。いまあなたに不幸が起きているのは、悪因縁や悪霊のせいであり、これを断ち切らねば不幸はいつも形を変えて起こる。除霊・浄霊をしなければ救われない。

神を信じることによって、神が救ってくれるのであり、信じない人は決して救われない。救われるためには拝みごと、祈禱《きとう》、お布施が必要である。お金や物に執着している人は地獄に落ちる。この宗教をやめたらあなたは不幸になる。

この二つの考え方の違いは、「自分」をからだ・心・霊と分ければ、①は「からだと心」が中心の存在と見ているのであり、②は「心と霊」が中心だという見方です。

①のような考え方は、部分的に真実であっても、往々にして無神論的、唯物論的になり、「科学技術」がいわば「神」となり権威となって、物質主義的な方向に偏り、偏狭になります。また、科学的に理解できない現象に出会っても、その現象を無視するか、錯覚のせいにしてしまいます。

②のような考え方は、部分的には真実であっても、往々にして頭から科学性を否定し、客観性が軽んじられる傾向にあります。教祖やリーダーなどの権威者に盲目的になり、精神主義的、唯心論的な方向に偏り、独善的になりやすいのです。また、排他的になって別の考え方から学ぼうとしないので、理解力の進歩が止まってしまいます。

①や②は往々にして、自分の考え方に執着する結果となり、膠着した頭になって、生きている頭や心ではなくなります。

人間は身・心・霊からなる全的存在

③人間を身・心・霊からなる全的存在としてとらえる見方

第三の考え方は、この二つの欠点を止揚した見方で、唯物論にも唯心論にも偏らない見方であり、主観主義にも客観主義にも偏らない見方です。すなわち、自分とは見える自分と見えない自分が不可分に一つになった存在であり、また有限な肉体と無限に繋がってきた存在が広く深く一つになったものと見る見方です。

この目に見えない自分を作っているものの内、科学的に理解された分野を遺伝といい、未科学の分野を霊と呼びます。科学と非科学（迷信等）を峻別し、さらにそのほかに未科学の分野があることを素直に認める見方です。つまり人間を身・心・霊の三要素からなる全的存在としてとらえようとする見方です。

この第三の見方は、分かった世界と分からない世界が一つになっているのが現実であるとし、証明されていないからといって「存在しない」とか「迷信」などと簡単に結論づけないのが正しい態度であるとしています。そして、いま証明できないことでも、事実として現象があればそれを重んじ、存在を多面的、多層的に見ようとする立場で、科学性と宗教性の間に哲学性を加え、三つの角度から、真理・法則・真実を探求し、一つにしようとする見方です。

それ故、よりよい、またちょうどよい考え方や行ないはあっても、それは時と場によって変わるので、いつでも最高という「終点」はない、としています。ですから人生は一生努力と勉強ということになります。

生活ヨガでは「人間は身・心・霊の三つから成り立っているから、この三者の働きを総合・統一したとき、真の働き、すなわち調和のとれた働きが自己に現われる」と教えています。そしてこの三つに、理解のしやすさに違いはあっても、価値の上下をつけるのではなく、切り離せないものとして説いています。

3　ブラフマンとアートマン

何を中心に生きるべきか

生活ヨガでは、「自分とは何か」に関する古代からのさまざまな賢人たちの智慧を尊重していますが、同時に「自分というものについての知識」を真実に自分で感じ、そのことについて考え、わかることを重視しています。

たとえば、いまから約二千数百年前に成立したといわれるカタウパニシャッドという古代インド哲学の文献では、「自分とは何か」について、私たちの身・心・霊やその働きを、馬・馬車・御者・車主にたとえて巧みに表現し、私たちがより有意義な人生を送るために、何を中心に生きるべきなのかという問題の基本的理解に役立てています。

「アートマン（真我・魂）を車主と知れ、肉体を馬車、覚（ブッディ・仏性）を御者、意（マナス・思考器官）を手綱と考えよ。賢者たちは諸々の知覚器官（眼・耳・鼻・舌・身〈触覚〉）を馬、諸知覚に対応する諸対象を道路と呼んでいる。……」

生活ヨガではこれを、単にそう理解しなさい、信じなさいというのではなく、実際にそう感じ、考えることができ、わかる状態になるためにはどうすればよいのかを具体的に説いています。よいと言われていることでも、単に知るのと、実際にそうだと感じ、納得できるのとは異なるからです。

「親に感謝することが正しい」と教えられても、心からそう感じ思えるようにならなければ「死んだ知識」にすぎないのです。そのために、からだからの学び、体験からの学びを重視しています。

ヨガでは「神を内に見よ」「眼を内に向けよ」というだけではなく、実際「神を内に見る」にはどうすればよいのかを具体的に教え、また同時に自分で求道、実行して自分でつかめと戒めているのです。これを「(教えを) 信じるな (盲信するな)。疑うな。(実行して) 確かめよ」と表現し、学びの基本原則としています。

よい教えはたくさんあっても、実行し身につけてはじめて自分のものになる、また、いまはまだ「本当の自分」でなくても、これから学び訓練してゆけば、だれでも必ず「本当の自分らしく生きられるようになる」と教えています。

古代から言われる「悟り」や「解脱」は特別のことではなく、だれでもが到達できる人間の状態であり、人が真にその与えられた個性を活かして生きること、身・心・霊が調和した生き方、もっとも自分らしく生きることに他ならないのです。

車主、御者、手綱、馬、車体、道路の関係

先ほどの馬車のたとえの基礎となっている古代インドの哲学の基本的な考え方を少し詳しく説明しておきましょう。

古代のインド人は、宇宙のあらゆる現象を創り出す宇宙原理・根本法則、またこの宇宙を創造した根本エネルギーを「ブラフマン」（梵《ぼん》）と呼びました。一方、現象として表れている個人の中心に働いている法則やエネルギーを「アートマン」（我）と呼びました。

そして体験と思索を重ねる中で、この二つは結局、本質的には同じものである（梵我一如）と結論するようになりました。また、この二つが同じであることを悟るために人生は与えられている、この梵我一如の状態になればあらゆる束縛から解脱する、と考えました。

ブラフマンやアートマンという語は訳すのが難しく、また、使われた時代で多少意味が異なっていますが、ここではブラフマンを「宇宙法則」と訳し、アートマンを「真我」と訳しておきます。

私流にわかりやすく解説しておきますと、宇宙をつくっている物質、それを動かしている根本のエネルギーや法則、宇宙の意志というべきものがあり、これがブラフマンです。また、私たち個人個人を創っている物質や、そこに働いている法則やエネルギー、私たちを生まれさせ活かしている意志があり、これがアートマンです。そして、ブラフマンとアートマンは本質的に同じものだと考えているのです。

これを日本語では「梵我一如」とか「我即宇宙」、また「生命即神」（沖正弘）と表現しています。そしてこのことを真にわかった、悟った、という状態を至福としています。至福の生き方ができるようになるために、個々の生命が与えられていると理解しています。これが古代インドからの「自分と人生、宇宙・世界」についてのもっとも基本となった哲学です。

図27を見てください。この図の意味するところを少し解説しましょう。

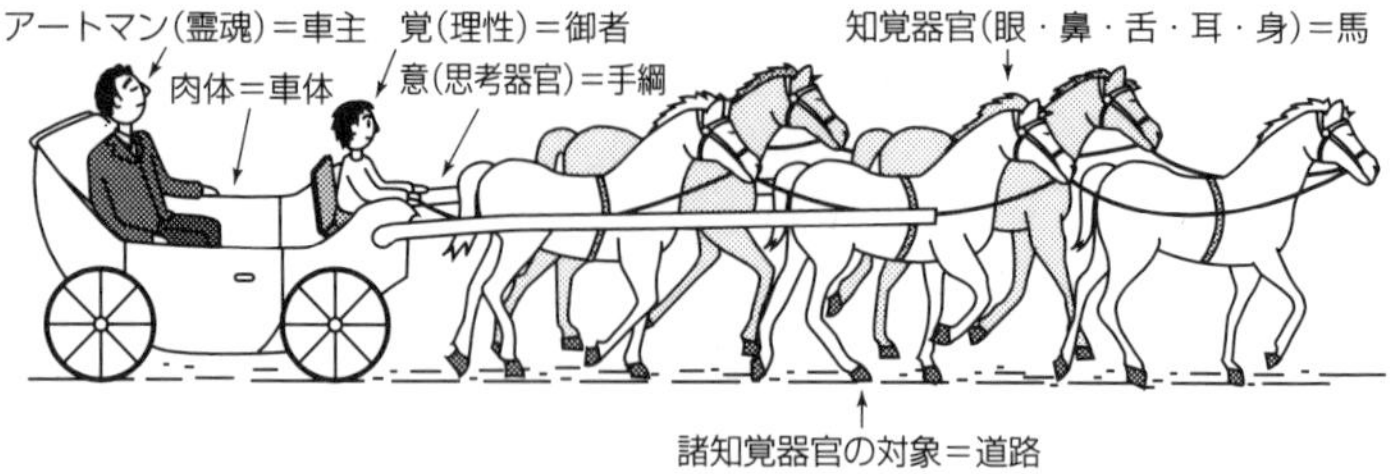

自分
- 車主＝車の所有者＝主人＝アートマン（真我・個我・精神性の制御力）
- 御者＝運転手＝ブッディー（覚性・精神性・仏性・思考の制御力）
- 手綱＝ハンドル＝マナス（意思・思考器官・諸知覚の制御力）
- 馬　＝エンジン＝インドリア（諸知覚器官＝眼・鼻・舌・耳・身）
- 車体＝ボディー＝シャリラ（肉体）

人生
- 道路＝諸知覚器官の対象となる道路

図27　アートマンの解説図

広い意味での「自分」は、この図全体なのですが、その中でも自分の本体と言うべきものは肉体ではなく、感情や理性でもなく、アートマン（真我・霊魂）である、と古代のインド人は考えました。

本体は車主にあたり、御者に対しては主人と運転手の関係にあります。つまり肉体と心（知覚器官および思考器官）および心をリードする覚（理性）の上位に、本来は神と一体なるものを置き、人間を身・心・霊の不可分の包括的一体なるもの、と理解したわけです。

車主は、根本的にどこへ行くのかを御者に指示できます。しかし車主は直接馬車を運転できません。車主は御者の性格や運転技術も見極めねばなりません。御者の力量を無視して無理な注文をして目的地へ急がせると、事故が起きる可能性も高くなり、行き着けなくなることもあります。御者に常時適切な指示を与えないと、運転し損なうこともあります。

御者は馬車を運転しますが、馬車と馬を車主から預かり、五頭の馬を手綱で操作して目的地へ向かいます。道路は泥道もあれば、岩だらけの道、砂利道、砂漠などさまざまな悪路もあり、舗装された道もあれば、まっすぐの道、曲がりくねった道などもあり、人生そのものです。

道路は行き慣れた道ではなく、常に初めての道です。御者は運転の瞬間瞬間に学びながら、よりよい運転ができるようになっていかねばなりません。道路状況そのものが、どう運転すべきかを教えてくれているのです。御者はそうした苦楽のある道の状態に合わせて適宜、手綱を緩めたりしめたり、スピードを速めたり落としたりしながら、馬車を進めねばなりません。

御者は車主の指示に従って進んでいく義務があります。もし居眠りなどをしていたり、ぼんやりしていると、手綱が緩み、馬はそれぞれ好きな方向へ行こうとして勝手に動くことになり、たいへん危険です。また、車主の指示を聞き違えて、間違った方向へも行きかねません。御者は馬たちの走り方のコントロールだけでなく、馬の疲れ具合や車体の痛み具合にも常時気を配り、チェックしなければなりません。馬たちに無理強いしすぎると、はやく乗りつぶす結果になります。また、いくら上手に馬を制御しても、手綱が切れてしまったり、車輪のボルトがとれたり、車軸が歪んでは、まともに走れません。

馬や車体があってこそ、また、それらが健全な状態であってこそ、私たちは目的地へ進めるのです。馬の寿命がつきたり、御者が倒れたり、車が壊れたら、その時点で人生は終わりです。それ以上先には、車主が苛立っても、御者が悔しがっても、進めないのです。別の馬車がない限り進めません。車主、御者、手綱、車体、馬のバランスがとれて、互いが最高に活かし合い、最高に調和した走り方ができたとき、目的地にいちばん近づけるのです。

つまり、身・心・霊と生活や運命や環境は一体のもので、それを切り離して、どれが大切で、どれが大切ではない、などとは言えないものなのです。しかし中心にすべきは、アートマン（真我）の意志ということになります。

4　生命の力

〝驚異のトマト〟はふつうの種

前節では古代インドの哲学を紹介しながら、自分とは何かを考えてみました。今度は映画『地球交響曲・第一番』に登場する植物学者、野澤重雄氏の「植物の心」についてのお話を参考にしながら、人間の心をさぐってみましょう。

まず、野澤氏がどういう方かを簡単にご紹介しておきます。一言で言えば、世界で初めて、ふつうのトマトの種から、一株に一万数千個の実のなるトマトの巨木を育てた人です。

私自身は最初にこの巨木を見たとき、てっきり当時ブームになっていた最新科学バイオテクノロジーの成果だと思いました。つまり、従来種に遺伝子操作を加えて特別の品種を作り、特殊な栄養成分などを与えて作ったのだと考え、その技術はすごいなと思っても、むしろ不自然な品種改良がもたらす害のことが頭をよぎって、それ以上興味を抱きませんでした。

しかし、『地球交響曲・第一番』を見て初めて、まったく誤解していたことに気づきました。野澤氏は、バイオテクノロジーも特殊なホルモン剤入りの肥料なども使わずに、まったくふつうの種を使って、ごくふつうの肥料で、一万数千個の実のなるトマトを育てたのです。ふつうのトマトは平均して一株に六〇個くらい実がなりますから、野澤氏が育てたトマトの実の数は、じつにその二百倍ということになります。これはいったいどういうことなのでしょうか。

ふつうの状態では、トマトの種はそこの土壌にある栄養成分や水分の状態、石ころなどの根の邪魔になる障害物、また風や光などの自然の条件、近くの他の植物との関係など、あらゆる要素を敏感に感じ取って、自分を無理のない大きさに調節しながら成長します。そこでふつうの土壌などの環境では、平均六〇個くらいになるわけです。

私たち人間は、そんなものだと思い込んでいます。遺伝的にもそう決定されていると判断し、よい肥料をやればもう少し実をつける、土を改良すればこうなるといった程度の発想はしても、ケタ違いの一万個もなる巨木は想像さえしません。

しかし野澤氏はそうした常識や経験のとらわれから解放された人だったのです。すなわち、トマトの種が自分の成長度をほぼ決める初期段階に、「好きなだけ栄養も水もある、根の成長の邪魔になるものはない、大きくなっても光も十分にある、風に倒されない支えになるものもある」とトマト自身が判断できるよい環境を与えたのでした。するとどうでしょうか。ふつうのトマトの種が、自分で一万個以上の実をつける巨木になってしまったのです。しかもそのトマトは味も栄養も最高品質です。トマトには、環境の条件さえ整えばケタはずれの大きさになるという能力が最初から隠されていたのです。

野澤氏は、植物に強制的な改良をするのではなく、その植物自身がもっている可能性を最高度に活かす心、本物の愛の心を持っていたのだと言えましょう。

植物にも心はある

野澤氏は「植物にも心はあると思いますか？」という質問に答え、映画の中で次のように答えています。

「……『心』という言葉が特定の人間的なものを感じさせるだけで、本当は植物全部がもっていると思います。植物が『生きている』という場合には、自然の環境を明確にキャッチして、その中で適応しているというのが、いちばんの基本ですからね。

そうすると非常に高度な感受性といいますか、感応器官をもっていないと、それに対応できないわけです。自然の変化を事前に予知したり、われわれに想像できないような状態に反応する機能を、全部そろえているんでしょうね。……いちばん大事なのは、まだ小さな苗のとき、物心もないようなときに、どんどん成長しても十分必要なものは入ってくるんだという安心感があることです。そして母親の立場、与える立場からは、彼らにはわれわれの知識をはるかに超えた高いレベルの機能があるのだという信頼感があることです。生体自身の選択にまかせ、疑わないことです。
ですから信じることがどんなに大切かをつくづく感じます。これは神に対する疑いをもたない、ということですよね。私が『神』と言うのは、自然のこの高度なメカニズムの実体ですから。というよりこれは自然の性質です」。

生命の力を信じる

野澤氏は、このトマトの巨木を通じて、植物の中に私たちが想像するよりはるかに高度な、全知全能というべき完璧なメカニズムがあり、人間が固定観念や既存の科学の枠組みの中で見ないで、謙虚に学びとろうという気持ちをもてば、植物からたくさんのことが学べることを示唆しています。もちろん、植物に限らずあらゆる生命から学べるに違いないのですが。

野澤氏は始終トマトの木に話しかけ、またトマトの要求を聞き、常に心を通わせた結果、こうした偉大な発明ができることになったと思います。自分という存在の認識の中に、このトマトとともに生きている、自分と同じ尊い仲間の生命を扱っているというベースとなる心があるからこそ、自然にこういう接し方ができるのだと、私は理解しています。

もし、できるだけ安い費用で数多くできるトマトを品種改良で造るとか、ハイテクを駆使して高値を呼ぶ時期に出荷できるようにしよう、といった心でトマトと接していたとすれば、つまりトマトをお金を生むための材料として、自分より数段低い次元の存在としか認識しないといった自己中心的な見方でいたとしたら、こうした奇跡的な発明はありえなかったと思います。

　また、トマトの巨木は、人間にもこうした高度なメカニズムがもっと複雑な形で働いているであろうことや、想像を絶する素晴らしい可能性があることを示唆してくれます。いまの常識や固定観念で、人間自身の生体の持っている可能性や能力を過小評価すべきでないことも教えています。

　生活ヨガでは、人間の心の中の意識することが難しい層（無意識層）をいくつかに分けています。生物進化に見られる、単純な仕組みからより複雑な仕組みへ、生存可能な範囲をより広げようと適応するための仕組みなどをヒントに、**図28**のように分けています。

　人間には、動物はもちろん植物と共通の心の層もあるわけですから、必ず心は通じる、としています。日常経験的には犬や猫たちと心を通わせている人はたくさんいますし、庭の植物や鉢植えと話している人たちもいます。

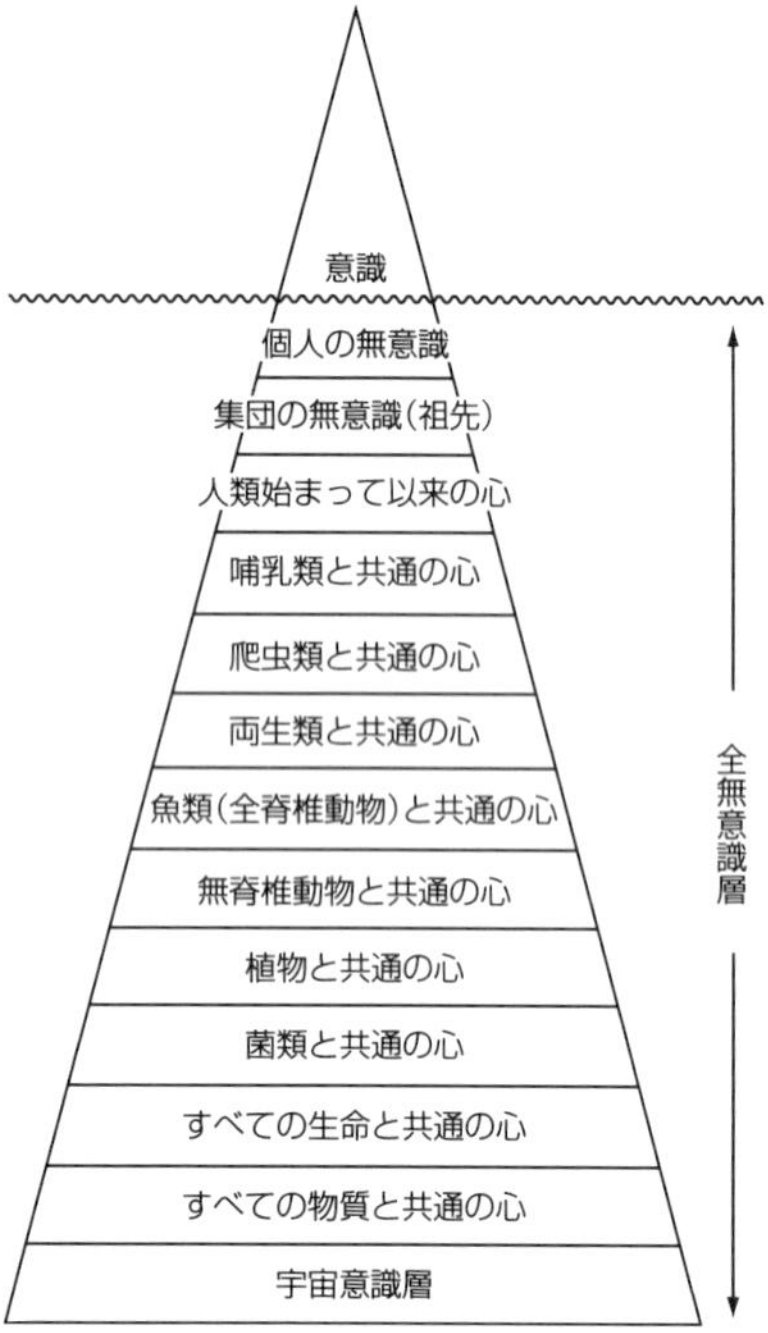

図28　無意識層

私は自分の経験から、植物と話ができると感じるのは、リラックスしているときや冥想のときで、イライラしていたり、急いでいる心のとき、あるいは考えごとをしているときは全然駄目です。また、桜の花とか杉の木という植物名で見ているときではなく、一つしかない存在そのものに接したと感じられるときに話ができるようです。私たちにはあらゆる生きものや物質とも共通する心があり、その心で他の一切と接することが大切で、そうすれば、「自分とは何か」もおのずと分かってくるものと私は信じています。

野澤氏も、トマトの生命のメカニズムを信じることの大切さを強調していますが、実際、このトマトの巨木のように、現存の科学では説明がつかない現象で、事実として存在するものは、すべてどこかに「常識にとらわれないこと」と「生命の力を信じる」力で向き合うことが鍵となっています。「生命＝神＝高度なメカニズム」に対する信頼を深めることが、自己理解の鍵のようです。

5　「自我」を超えた生き方

肉体と時空を超えた存在

身近に生きていた人々がこの世を去っていくとき、ふだん忘れていても、いずれは自分の番が来るんだな、と思うことがあります。実際、いくら嫌だと思っても、何とかしようとしても、この肉体をもって生きている人生は、「ここまで」というときが確実に来ることを私たちは知っています。

どんな生き方をするかは、どんな死に方をするかということと同じ問題です。

人々の生き方には、その存在が時間を超越してしまったと思える場合もあれば、肉体の死後、時間の経過とともに忘れ去られていく場合もあります。

その存在が時空間を超えているのではないか、という生き方をした人として、たとえば釈尊が挙げられるでしょう。歴史上の人物としての釈尊は、肉体の死に際して、多くの人々にたいへん惜しまれました。仏典によれば、人々だけでなく釈尊が心を通わせていた鳥や動物たちすべてが悲しんだとも言い伝えられています。しかし、釈尊は二千五百年前の肉体の死の後も、世界各地で仏教を学ぶ人々、釈尊を慕う人々の心の中に蘇り、いまこの一瞬でも、多くの人々の心に感動を与え、またたくさんの人々の生き方に大きな影響を与え続けています。二千年前のイエスをはじめ聖者と呼ばれた方々はみなそうだと言えましょう。これはいったいどういうことなのでしょうか。

釈尊の場合は、自分で自分の説くことを書物に残して後世の人々に伝えようとしていたわけではありません。しかし釈尊を師と仰ぐ人たちがその貴重さに気づき、「如是我聞」（私はこのように聞いた）として書き記したのです。その後も多くの人たちが、教えを他に知らせるべく努力してきました。

そのお陰で今日でも、私たちは歴史上の釈尊の教えそのままではないにしても、おおよその釈尊の教えに触れることができるようになり、またそれを学び実行することで、真理、法則に気づき、自己の人間としての生き方に大いなるエネルギーを得ることができるのです。これは、肉体はすでに存在しなくなっても、人間としての本質とは何かを通じて常に他の中に蘇り、別の次元で新たな生を生きていると考えることができます。つまり釈尊はいまでも人々の心に蘇っている、再生しているということで、ニルバーナ（涅槃《ねはん》）とは多少意味が違うかもしれませんが、釈尊は永遠の生命を得た人と言うことができるでしょう。

聖フランチェスコの清貧と愛の生き方

キリストの再来と言われ、一二世紀末から一三世紀初めに生きた清貧の聖人フランチェスコも、永遠の生命を得た人です。

彼が生まれた町、イタリア中部の田舎町アッシジには世界中から巡礼や観光客が常時訪れています。私はこれまで二度訪問しましたが、一九九六年七月に訪問したとき、たいへん不思議な現象がいまでも起こり続けていることに気づきました。それは、釈尊の場合のように書物が伝えているのではなく、その生きた場所に残るエネルギーが起こしていると思えるような現象です。

簡単に聖フランチェスコを紹介しておきます。彼は一一八二年、アッシジの裕福な毛織物商の息子に生まれ、青年時代には何不自由ない生活から、毎晩酒と歌で明け暮れる放蕩生活を続けていました。しかし、隣国との戦争で捕虜となり、熱病で生死の境に立ったことで人生の転機を迎えます。

病床の彼は聖書を読みふけって神の恵みに気づくようになりました。そして、聖書と神の言葉に従った信仰生活に入り、托鉢をしながら無一物で暮らす清貧の生活を送ったと伝えられています。

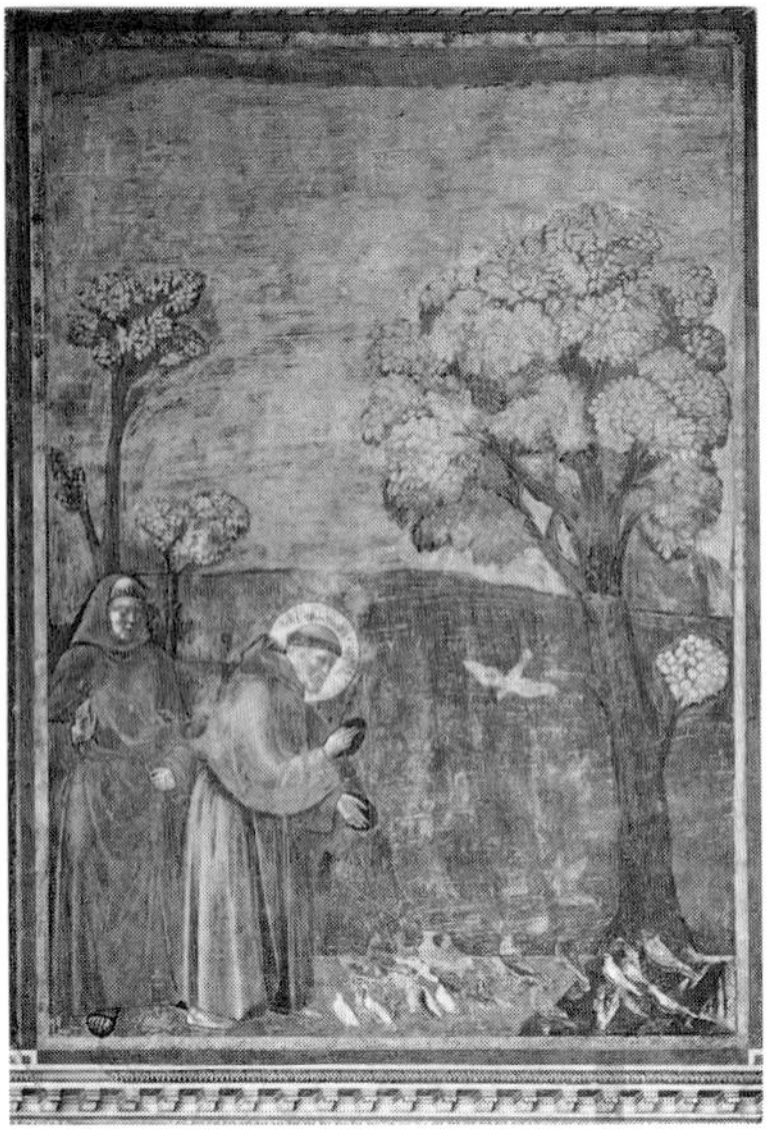

図29　ジオットの描く聖フランチェスコ

その後断食、冥想などの修行をし、病人を癒し、死者を蘇らせるという数々の奇跡を行ない、キリストの再来と言われるようになり、一二二六年に帰天するまで、いくら有名になっても決して豊かな生活はせず、立派な教会の建物の寄付なども断り、清貧と愛の生活を貫きました。

フランチェスコを特徴づける伝説には、彼と自然や動物との交流にかかわるものが数々ありますが、彼は大自然のすべてが神であるとして、太陽を賛美し月に語りかけ、また動物や植物をはじめ水や火、石にまで敬意をはらい、いつも「兄弟よ」と呼びかけていました。

アッシジの町やスバシオ山の中には彼の足跡があり、大小の教会がありますが、そこには、有名なジオットが描いたとおりの、彼が呼びかけて話をしていたと言われる光景のままに、白いハトや小鳥たちがいまもたくさんいます（図**29**）。

ある教会の中にあるフランチェスコ像の手の上には、生きた白いハトが一羽のっていました。最初見たときは、てっきりハトも彫像の一部だと思いましたが、見ていると動いたので本物のハトだとわかりびっくりしました。聞いてみてまた驚いたのは、にわかには信じがたいのですが、この白いハトは何百年もずっとそこにいるというのです。有限な生命ですから、本当は世代が入れ替わっていくのでしょう。それにしても、その彫像の手の上にはいつも白いハトが留まっていて、他の色のハトは留まらないのだそうです。

聖フランチェスコの聖地の各々の場所には、いまでも時空間を超えた愛のエネルギーが漂っているという感じがします。それが不思議な現象を起こしているのだと思いました。バイブルや経典のような、教えが書かれた書物という形以外にも、人間の本質のエネルギーが伝わっていく形があるのだと気づきました。また同時に、肉体はなくなっても、「永遠のエネルギー」が残るのかもしれない、とも思いました。

「自我」を超えた生き方

聖フランチェスコの生き方は、ふつう私たちが持っていて当然と考えている「自我」の心を中心にした生きた方ではありませんでした。それをいちばん象徴しているのが、有名な「平和のための祈り」（次ページの囲み参照）です。彼の生き方は自分を神の心である平和の道具とする生き方であり、完全に自己を放下した生き方です。ここでいう自己とは、「己れの自我の要求」という意味です。

ふつう私たちはよい悪いではなく、欲しいか欲しくないか、好きか嫌いか、自分はこう考える、アッシジの聖フランチェスコの「平和のための祈り」

ああ、神よ、我をして御身の平和の道具とならしめ給え。

我をして憎しみある所に愛をもたらしめ給え。争いある所に赦しを、分裂ある所に一致を、疑いある所に信仰を、誤りある所に真理を、絶望ある所に希望を、悲しみある所に喜びを、闇あるところに光をもたらしめ給え。

ああ、主よ、我をして慰めらるるを求めずして、慰むることを求めしめ、理解さるることよりも理解することを、愛さるることよりも愛することを求めしめ給え。

そは、我らは自ら与うるが故に受け、赦すが故に赦され、己が身を棄てて死するが故に永遠の生命を得るものなればなり。

といったことを中心に生きています。しかし、この生き方は結果として、自分や他者を傷つけることもよくあります。

自分の考えが絶対正しいと信じると、時にはそれに執着する結果となり、他の考えの中に少しの長所も見いだせず、また他の立場も理解できず、ともかく他が間違っているという考えになってしまいがちです。自分たちが正しいと信じることを力ずくでも行なうという姿勢から、戦争が起こって多くの死者を出す、ということも繰り返されてきました。時には、「神」を自我の心で勝手に解釈し、神の名の下に、「正義」の戦い、「聖なる」戦いを大義名分にしてしまうこともあります。

聖フランチェスコはこうした「自我」の心を超えて生きたのです。「祈り」を通じて、神＝宇宙＝調和＝愛の心と一体化し、その心のままに生きようとしたのです。

祈るというと、「商売がうまくいきますように」「大学に入学できますように」云々と、自我や欲求の満足を求める人がいますが、これは「祈り」ではありません。祈りの本質は「神と自分を結ぶ」ことであり、「神に喜ばれる生き方をすること」であり、「神が応援してくださる生き方をすること」です。自我を放下《ほうげ》して、神に自分を明け渡し、神の心のままに生きる生き方こそ、時間や空間を超越した生き方だと言えるでしょう。

釈尊にも聖フランチェスコにも共通するのは、大自然や動植物、火や水、鉱物類とも交流できる心、すなわち「宇宙意識」「聖なる愛の心」なのだと思います。これは本来だれもがもっている心です。自分らしく生きるためには、自分の奥底にあるこの心が啓発されてくる方向、この心と波長が合う状態になることが、一つの目標になるのではないでしょうか。

6　ジャイナ教における死

大僧正と老尼僧の問答

「自分とは何か」を探究していくと、自分が持っている自己観、人生観、死生観とはずいぶん違った人たちに出会って驚くことがあります。八〇年代末ころ、私が沖ヨガ修道場の道場長をしていたとき、インドで「死とは何か」を考えさせられる機会がありました。そのときの話を材料に自己探究の一助としたいと思います。

このインド旅行は、時が経ったために元の姿が分かりにくくなっているヨガや冥想、宗教の源流を探り、学び、研究する一環として、インド・ラジャスタン州ラドヌーンにあるジャイナ教のセンターを、数十名のヨガ仲間の人たちと研修目的で訪問したときのことです。

ジャイナ教については、第二章でご紹介しましたので、ここでは繰り返しません。ジャイナ教には空衣派（裸行派）と白衣派がありますが、われわれが訪問したのは白衣派の一つで比較的戒律の厳しい長老派に属しています。現存する教団の中で、原始仏教時代の教団の姿を想像するのに最も近い形といわれています。ジャイナ＝ジナとは勝者、克己者という意味で、己れに打ち克って自由を得た人、解脱した人、束縛に打ち克った人を指します。ブッダ（覚者）と同じように固有名詞ではありません。

私たちがセンターに到着してすぐのこと、そのセンターの世話人の方から、集会場にすぐ集まるように言われたので、何かわからないまま出かけました。そこにはすでに白マスクに白い布を巻き付けただけの質素な衣を着たジャイナ教の僧や尼僧や準尼僧、また信者たちなど総勢二、三百名が部屋いっぱいに集まっていました。

中央にアチャリア（大僧正）とその側近の高僧が座り、少し離れた所に、尼僧の集団があり、そ

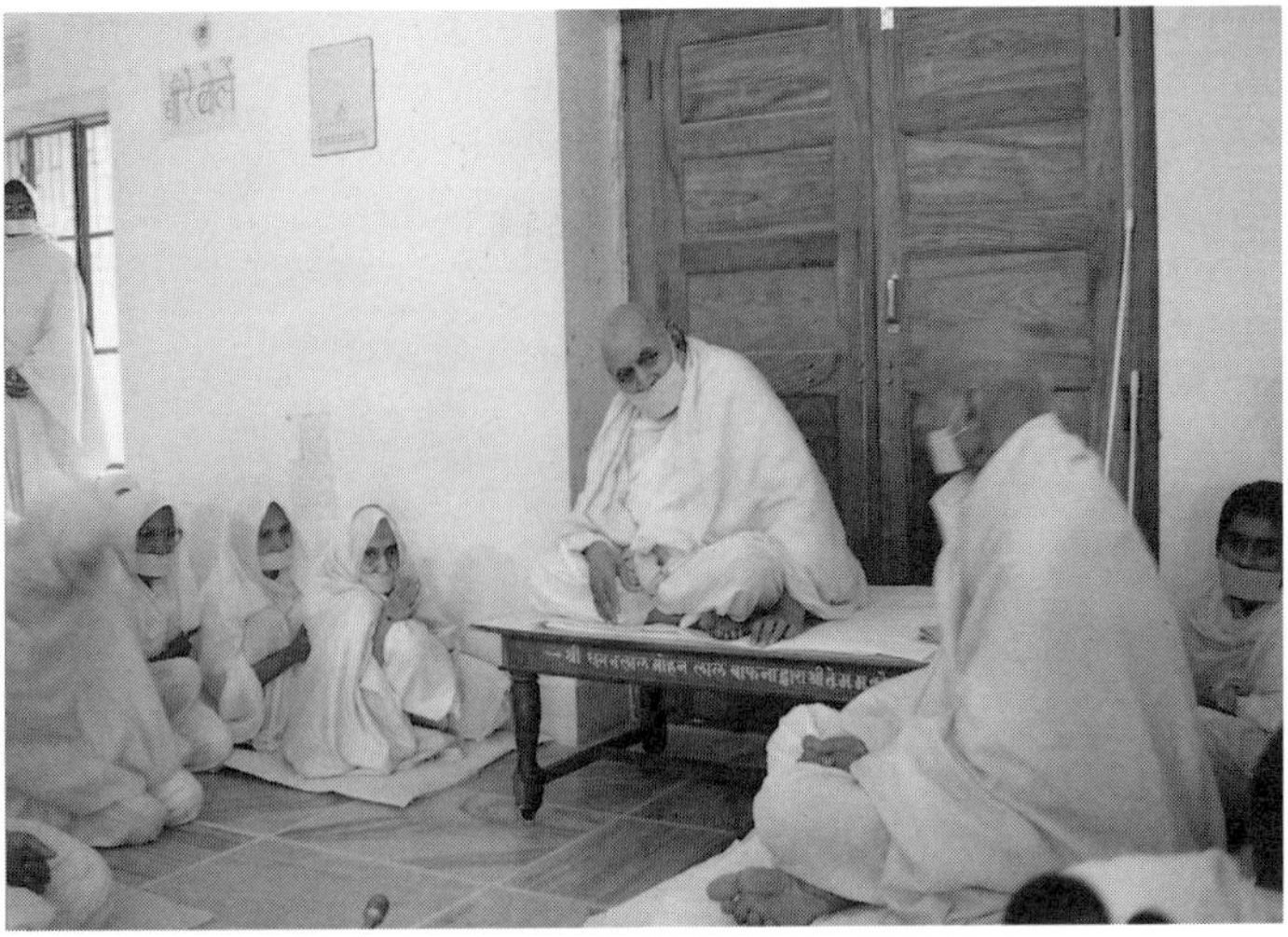

図30　尼僧がサンレーカナーの許可を得るところ（撮影：坂本知忠）

の中の一人の老尼僧が、アチャリアと何かの問答をしている最中でした。

私たちは言葉は分からなかったのですが、まわりの緊張した雰囲気から、とても大切な問答がいま行なわれているのだ、ということは感じられました。まさにそこの全員の目と耳が、一か所に集中しているというふうでした（図30）。

私は何が行なわれようとしているのかまったく分かりませんでしたので、通訳の人に聞くと、この老尼僧は現在八十二歳で、百キロ離れた尼僧センターから、アチャリアに会うために歩いてやってきて、いま「サンレーカナー」という必死の「行」を行なってよいかどうかをアチャリアに聞いているのだ、ということでした。

このときはサンレーカナーが何かよく分からなかったのですが、そのやりとりは真剣そのものでした。アチャリアが鋭くかつ優しい目で、念を押すように、何かを老尼僧に聞いています。老尼僧は「ぜひお許しください」と懇願するような感じでアチャリアの許可を得ようとしていました。アチャリアはその老尼僧の返答を聞いては瞑目し、じっと何かを考えているというふうでした。数回これが繰り返され、沈黙の時間の後、アチャリアはとうとう意を決したように、独特の「イエス」の合図をしました。すると、その瞬間まわりがどよめき、喜びを示すような大歓声があがりました。私にはその瞬間はいったい何が起こったのか、また、なぜそんなに大歓声があがるのか、まったくわかりませんでした。

しかしその後、仏教・ジャイナ教の両方に詳しいインドのナットマル・タチヤ博士（元ナーランダ仏教研究所所長、ジャイナ教大学学長）やジャイナ僧に、この行の意味を詳しく訊ねる機会があり、初めてことの重大さや、私たち日本人の平均的死生観との違いに気づき、とても勉強になりました。

神界に昇る行「サンレーカナー」

「サンレーカナー」は俗語ではサンターラといいます。この言葉は「トリ」（渡る）というサンスクリット語から来ており、直訳すれば「彼岸に渡る行」ということになります。実際は、一切の飲食物を断って行なう必死の行で、断食を行ないながら冥想し、また毎日この行を行なっている勤めとして、信者や後輩の僧・尼僧たちにセンターや町中でジナの教えやサンレーカナーの行を行なう中で気づいたことなどを、文字どおり死をかけて説教します。

この行では確実にほぼ十日から二週間で死を迎えます。ふつう、水も飲まない場合、三日が限度と言われますが、彼らは断食に慣れているからか、この日数になるのです。

現代日本人の通常の感覚からすれば、いわば断食しながら自殺するように死ぬのであり、餓死することになるわけですが、自殺や餓死という言葉が妥当かどうかは問題で、文化的背景を理解することなしに決めつけることはできません。また、なぜそんなことをするのか、われわれの常識では理解できませんし、そのほか多くの疑問が湧いてきます。

日本のある仏教関係の本でジャイナ教を引いたとき、「ジャイナ教では極端な行、たとえば断食死が礼賛されている……」と書かれているのを見て、私はそのあまりに軽率な表現に驚いたことがあります。これは、サンレーカナー行の背景や意味、条件などを知らない人が、悪気はないものの無意識に偏見をもって書いたものと言えましょう。

こういう書き方をすると、多くの人たちが、そんなものだと思い込みます。たとえば日本では「大乗仏教・小乗仏教」という言葉を使います。これは、日本化した仏教を、自分以外の人たちが救われることを中心にするので優れているという意味もこめて大乗仏教と呼び、東南アジアの南伝仏教を、自分の悟りのためだけに行なうから小乗仏教と名付け、実際の姿をよく見ないで一段低い仏教のように言っているのです。こういう言葉に引っかかって、真実を自分の目で確かめないで決めつけてはいけません。

ジャイナ教も、仏教側から、六師外道の一つという偏見で捉えられているので、素直にそう思い込んで、事実を自分で調べないまま発言している人がほとんどのようです。しかし、実際はそう単純なものではありません。

この行には次のような条件があり、ジャイナ教の僧・尼僧ならだれでも自由に行なえるというものではないのです。すなわち、

①アチャリアの許可がない者は、この行を行なってはならない。

ジャイナ教団の最高位であるアチャリアは、この行を希望する僧や尼僧でも、彼らが行をやり遂げられるか否かを慎重に判断し、その資格ありと見た者にのみ許可する。

②自然死が近くなってきた年齢（上記の老尼僧は八十二歳）の者にしか、許可されない。またその僧・尼僧のそれまでの修行生活の一切のあり方が考慮される。

③健康で、この行を行なっているときの戒を守ることができ、信者などの人々に、死を迎えるまで元氣に教えを説くことができる者のみが許される。

④いったんこの行を始めたら、いかなる理由があっても中途でやめることは許されない。

以上のような条件のもとで初めて、この行は許されるのです。それだけに、この行の許可が出たということは、その僧・尼僧が徳の高い聖者であり、その魂が神界に行くことであり、この世界ではとても名誉なことになるわけです。とくにこの僧・尼僧を出した家系は祝福されると考えられているのです。許可が出たときに大きな歓声があがったのは、老尼僧の親戚・縁者の人々が中心になってあげた歓声だったことが、後から聞いてわかりました。

私たちから見れば、出家したとはいえ親族である尼僧の死が決まったことを大歓声で喜ぶという

ことですが、それは私たちが「親戚に不幸がありまして云々」というような類の死とは、まったく異質なものなのです。

死から学ぶ人生の価値

インドでは釈尊のような聖者が生まれるときには、その母が妊娠したとき夢でゾウを見るというのが常のようです。ジャイナ教のいまのアチャリアの母が彼を宿したときも、ゾウが夢に出てきたと記録されています。なぜ虎や蛇でなくゾウなのかは明らかにされていません。しかし、ゾウの生き方の中に、古代からインド人は「聖的な何か」を読み取っていたのかもしれません。

ゾウは死期を悟ったら、自分から群れを離れ、食物を絶って静かな死を迎えます。四十年以上にわたり、アフリカでゾウと付き合ってきて、その性格や生き方、心の動きに詳しい野生動物保護研究家のダフニー・シェルドリックさんは、映画『地球交響曲・第一番』の中で、ゾウの死について次のように述べています。

「ゾウは死を受け入れることを決意すると、自ら食べるのをやめます。食べるのをやめたゾウは、わずか一日で死んでいきます。しかしその死は静かで平和な死です。ゾウは自分たちの生命を自然の大きな力に任せながら、その中で高度な知恵を働かせているのです。……こうしたゾウの生き方には人間に対する重要な教えが含まれている、と私は思います」。

日本の老人医療を見ると、意識が戻る見込みがまったくない状態のときでも、一分一秒でも長く心臓が動いていることが絶対的な価値であり、医学の勝利のように考えられています。無理やりにでも生かしておくため、スパゲティーのようにパイプをたくさんつけて、気体や液体をそそぎ込んでいます。これは、人間の尊厳は「肉体の存続」にある、ということなのでしょうか。その人は本当にそうした一分一秒を長く生きたいのか、家族の一方的な思いなのか、病院の算術なのか、とさまざまな疑問が生まれます。サンレーカナーの行は、人生の価値とは何かをもう一度考えさせてくれます。

ジャイナ教を含め、東洋の死生観には、私たちの魂はあの世からこの世に来て、この世における役割を果たし、終えたらまたあの世に帰って行く存在であるとか、昨日があって今日があり、今日目覚めて眠り、そしてまた明日があるように、前世があって今生に生まれ、死んでまた来世に生まれるという考え方が共通してあります。自分をはるかに超えた大いなる力によって私たちはこの世に生み出され、また去って行く、と教えているように思います。こうしたさまざまな事柄は、自分らしく生きることは、小さな自我や肉体の欲求を中心にするのではなく、自分を生み出し活かしている大いなる力、生命の力、宇宙の力に波長を合わせて生きることなのだ、ということを教えてくれているのではないでしょうか。

あとがき

ヨガを学びはじめて二〇〇一年でまる三十年を超えました。学生時代に演劇クラブの活動の訓練法で初めてヨガと出会い、神秘的な体験をし、その二年後に人生の師となる沖正弘導師に衝撃的に出会い、「ヨガは三十年やらないと真にわからない」と言われました。以来三十年過ぎてやっとヨガ入門の本を出させていただくことになり、たいへんありがたく思っています。

私にとってヨガは人生の多くの疑問に答えてくれる先生です。ヨガに出会うまで、自分のからだや心をテキストにして真実や自然、宇宙の法則を学ぶ道があるとは、夢にも思いませんでした。そしてヨガを学ぶうちに、釈尊などの宗教的偉人の言葉や人生の金言の意味が少しずつ理解できるようになり、古代から言われている悟りや神我一体などの言葉があらわすことも、自分ととても隔たったものではなく、人間ならだれでも目指すべき方向であり、生きることのできる道なのだと思うようになりました。

ヨガは人生の羅針盤として、健康・幸福・求道などの面でだれにでも役に立つに違いないと思っています。ご縁あってこの本を読んでくださった方々の人生全般の問題解決に、本書が少しでも役立つことを心から願っています。

この本の元になる原稿は『ハイゲンキ』（真氣光グループの月刊誌）や『求道実行』（沖ヨガ修道場の機関誌）に連載させていただいたもので、今回、本にまとめるにあたり多少の手直しをしました。

本書の内容はヨガの師匠沖正弘先生やナットマル・タチヤ博士、真氣光の初代中川雅仁先生はじめ多くの先生方のおかげですが、とりわけすでに故人であるこの三人の先生のご霊前にこの本を捧げ、心からの感謝の気持ちとさせていただきます。

また、私の活動を支えてくださっている沖ヨガや真氣光の多くの仲間の方々、そしてスペース・ガイアシンフォニーでの活動や全国のホリスティック・ヘルス&ヒーリングの運動の協力者の方々に感謝いたします。書中のジャイナ教関係の写真は坂本知忠氏のおかげで掲載することができました。

出版にあたり、編集工房レイヴンの原章氏、人文書院の落合祥堯氏にもお世話になりましたことを心から感謝申し上げ、あとがきの言葉とさせていただきます。

合掌

二〇〇一年六月

龍村　修

龍村　修（たつむら・おさむ）
龍村ヨガ研究所所長。国際総合生活ヨガ研修会主宰。1948年，兵庫県生まれ。早稲田大学文学部卒業。73年，求道ヨガの世界的権威沖正弘導師に入門。以後，内弟子幹部として国内外で活躍。85年導師没後，沖ヨガ修道場長を経て，94年，独立して龍村ヨガ研究所を創設。またスペース・ガイアシンフォニーを開設し，ホリスティック・ヘルスの指導者を養成中。ヨガ・氣功など東洋の叡智を活用し，生命の声，母なる地球の声が聞ける心身づくりを提唱している。

生き方としてのヨガ

二〇〇一年七月一〇日　初版第一刷発行
二〇一七年一一月二〇日　初版第一〇刷発行

著者　龍村　修
発行者　渡辺博史
発行所　人文書院
（612・8447）
京都市伏見区竹田西内畑町九
電話〇七五・六〇三・一三四四
振替〇一〇〇〇・八・一一〇三

印刷　㈱冨山房インターナショナル

Printed in Japan
ISBN 978-4-409-41072-1　C0014